増補改訂版

医学の歴史

歩みを担った人たち、そして体制

多田羅浩三

左右社

目次

増補改訂版　医学の歴史　歩みを担った人たち、そして体制

はじめに

わが国の平均寿命が男女ともに世界一の記録を達成したのは、一九八六年のことである。女性はそれからずっと驚異的な延伸を続け、男性もトップグループを維持し、三十年以上の年月が経っている。日本は世界に誇るべき平均寿命世界一の社会を達成しているといえる。

医学という面からみると科学としての医学の興隆があって、死亡との闘いがすすみ、死亡率の低下があって平均寿命延伸の輝かしい記録が達成された。このような成果は、オリンピックの金メダル、何個分にもあたる偉大な記録であると思う。この間、国民皆保険体制の達成があり、厚労省による老人保健法の制定、介護保険制度の実施など、多くの施策が実施されてきた。また国民に向けて「健康日本21」の発表があり、健康増進法が制定された。

こうして達成された平均寿命世界一の社会は、結果として多様な健康状態の人を世界一多く包摂している社会である。この社会は、全国に保健、医療、福祉の画一的な制度があって到達した社会である。その社会が直面する最も深刻な課題は、人々の健康状態の多様性に対しては、伝統の世界に誇る画一的な制度をもってしては対応ができないということである。もちろん欧米先進諸国にも先例がなく学ぶこともできない。全て一から始めなければならない。

現代の平均寿命世界一の社会が直面する人々の健康状態の多様性という実態に対しては、結局、個々の人間自身が自分に固有の健康状態に即した健康づくりの知恵を育てていかなければならない。それこそが対応の切り札である。つまり人々が自分の健康状態を自覚し、健康づくりの方法を学び、「自分の健康は自分で守る」という認識に立って、自分に固有の健康づくりを実践しなければならないということである。

そうだとすれば、平均寿命世界一という記録を生んだ医学への深い敬意と感謝をエネルギー、あるいはバネにして、人々は医学の歴史をひもとき、医学の歩みを担ってきた天才たちの創意と情熱、そして生まれた体制に思いを馳せて、自分の人生を大事に生きたいという気持ちの中で改めて医学の役割、特徴、課題について学び、「自分の健康は自分で守る」という宿題に取り組んで欲しいと思う。

そして、平均寿命の延伸を願う世界の人々に対し、"Health for All"に向かうモデルの道を示して欲しい。

本書は、放送大学叢書『医学の歴史　歩みを担った人たち、そして体制』をベースに、『公衆衛生』や、『国際共生に向けた健康への挑戦』、またこれまでに書いた論文などを参考に加筆したものである。さらに、昨今の状況を鑑み、八尾市保健所所長の高山佳洋さんに特別寄稿として「新型コロナウィルス感染症対策に、保健所はいかに取り組んだか」をお寄せいただいた。本稿は感染拡大から現在に至るまでの経緯と保健所の取り組みが詳細に記されている。

多田羅浩三

令和四年三月二十五日

医学の歴史

歩みを担った人たち、そして体制

第一章　医学を生んだ天才

一．ヒポクラテス——人間は自然の一部

医学の恩恵を受けていない人は存在しない。人類の医学の中核を担ってきた西洋医学の世界を開いた天才の足跡をたどり、現代の医学の基本の立ち位置、力の背景を確認することから本書を始めたいと思う。西洋医学の父は、ヒポクラテスである。医聖といわれている。西洋医学の世界を開いた天才である。ヒポクラテスは、西洋の社会理念、あるいは西洋文明の基礎をつくったギリシアの高名な哲学者、ソクラテスやプラトン、アリストテレスと同じころ、つまり紀元前四〇〇年のころ、アテネ全盛時代に現われ、活躍した。

(一)「ヒポクラテスの誓い」

西洋の医師たちが、古くから最も大切にしている医師というギルドの誓いの言葉が、「ヒ

ポクラテスの誓い」である。その文章は、次のような言葉から始まっている。

「医神アポロ、アスクレピオス、ヒギェア、パナケイア及びあらゆる男神女神の前に誓う、この誓約、この義務を、わが力、わが誠を以て服膺せんことを。」（小川政修『西洋医学史』七一頁、日新書院、一九四四年）

ここにはギリシア神話の中で語られている神様の名前が四人あげられている。アポロは太陽の神として崇められ、医術や音楽、予言を司るとされた神である。アポロの息子がアスクレピオスである。この神が医学の神である。

医学の神はアスクレピオスである。そして、アスクレピオスの娘がヒギェアとパナケイアである。衛生学のことを英語ではハイジーン（hygiene）というから、ヒギェアは衛生の神といえるであろう。もう一人のパナケイアは、英語ではパナシーア（panacea）は万能薬という意味であるから、薬の神であろう。

ヒポクラテスの医学では、アポロという太陽の神の下にアスクレピオスという医学の神がいた。その神に、ヒギェアという衛生の神、つまり予防の神と、パナケイアという薬の神、

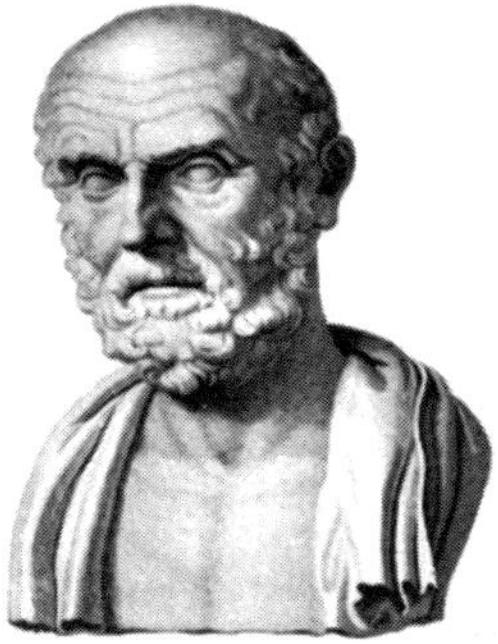

ヒポクラテス
HIPPOCRATES

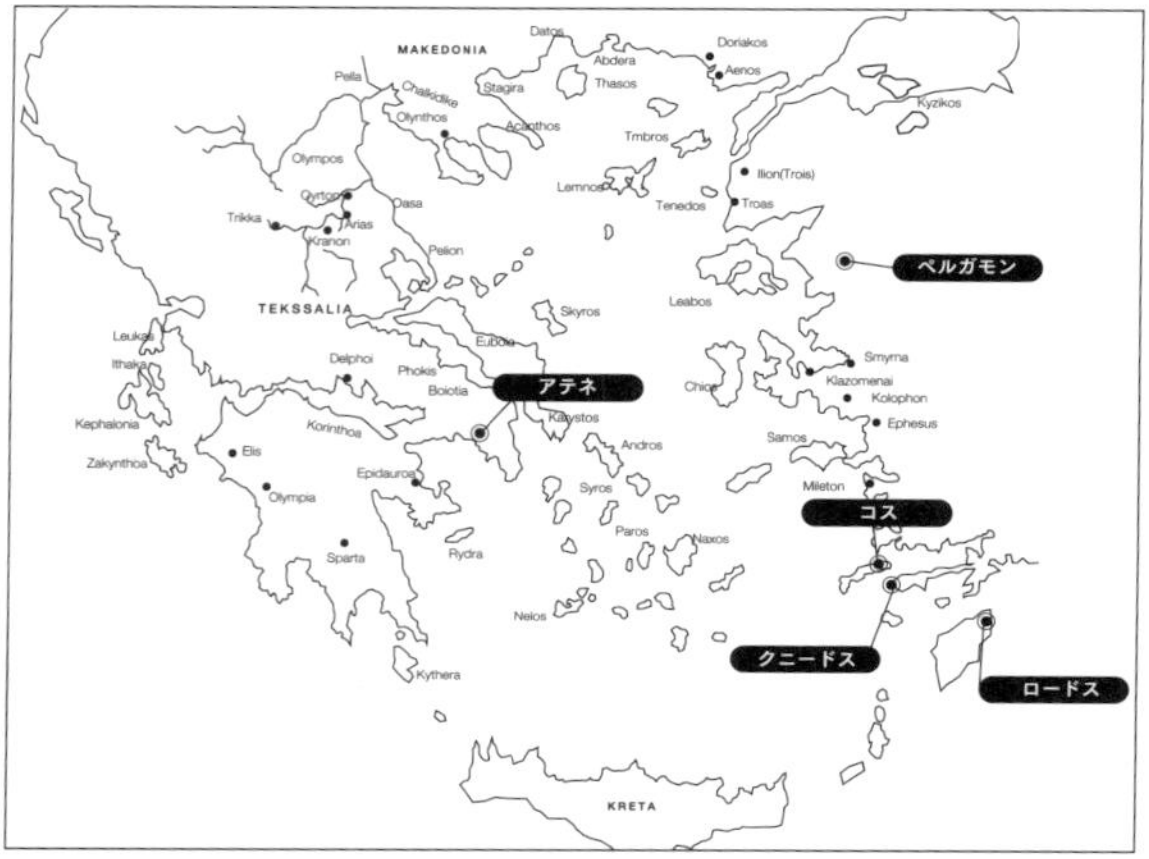

ギリシアの古い地図

つまり治療の神が、父に従う娘として仕えていると考えた。

これはギリシア神話の神様の話であるが、ヒポクラテスの医学の基本の考え方を示している。つまり、医学の理念があって、予防と治療の技術がある。これらの三本の柱によって人間の生命は守られるとヒポクラテスらは認識した。だから医師は、これらの三人の神様に仕えることを「服膺せん」、心に銘記する、と「誓う」と言ったのである。

ヒポクラテスはエーゲ海に面した小アジアの小さな島、コス島で生まれた。ヒポクラテスは、「誓い」からもわかるとおり、医神アスクレピオスを奉ずる医師であり、彼らはドイツ語では「アスクレピアーデン」と呼ばれた。ロードス、クニードス、そしてコスに、アスクレピアーデンの医師たちの拠点があった。ヒポクラテスらは、活動の拠点がコス島にあったことからコス派と呼ばれた。エーゲ海に面した小アジアの小さな島で、今日につながる人類の医学は生まれた。欧米の医学史の本などでは、よく「コスに帰れ」とか、「コスに学べ」という言葉が出てくる。それは「ヒポクラテスに帰れ」という意味である。

医神アスクレピオスを祭った神殿は、ギリシアの各地に三〇〇か所以上もあったとされている。アスクレピアーデンの医師たちは医神アスクレピオスを信じて、神殿を訪れる人に接触し、話を聞き、衛生のこと、薬のことを話したと思われる。神殿を訪れる人たちは、身体に痛いところや苦しいところがあって、その症状を癒して欲しいと願い、神に祈る。アスクレピアーデンの医師たちは、結果として、神殿を訪れる「症状」を有する沢山の人、つまり多数の病人や身体の弱い人を診るチャンスを手にすることになった。今日につながる西洋医学は、こうして医の神アスクレピオスを信じてお参りに来る参拝者や巡礼者を診ることから始まった。神への信仰を基盤として、ヒポクラテスらによる西洋医学は生まれたということである。

次の写真は、医神アスクレピオスと衛生の神ヒギェア、そして参拝者の患者を示したレリーフである。医の神様が高い所に座っていて参拝者の患者を見下ろしている様子は、まさに西洋医学の誕生の姿を示しているように思う。オリンピックに勝つ人や戦争に強い人

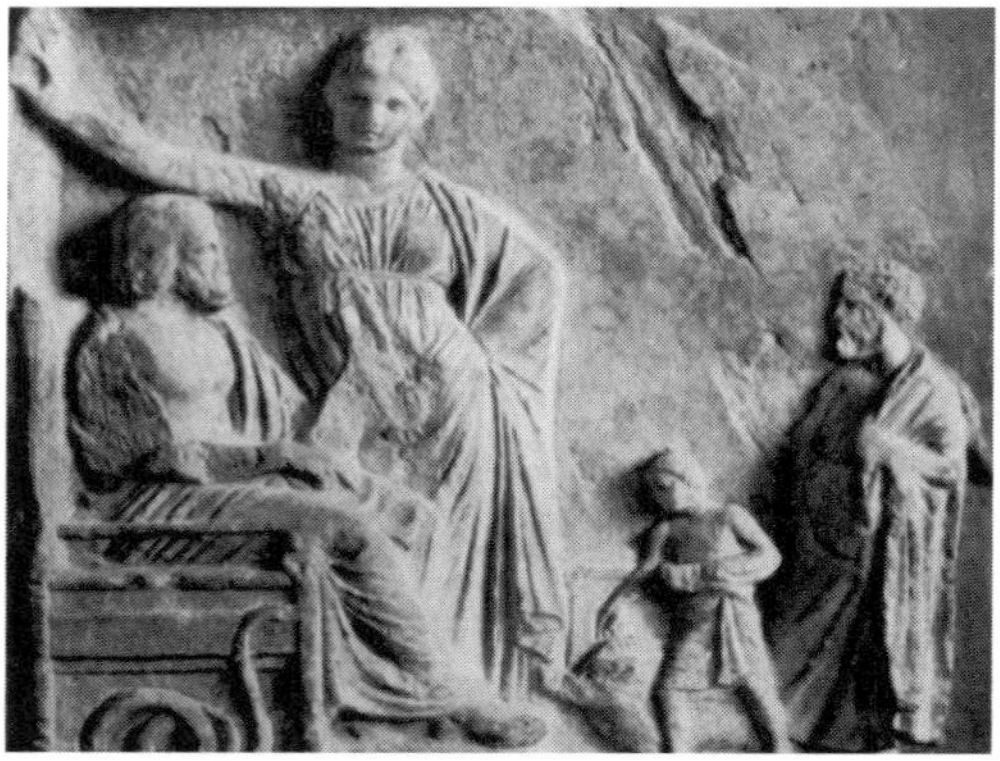

アスクレピオス、ヒギェアと参拝者のレリーフ

を育てるというところから、西洋医学は生まれたものではない。

(二)「われ包帯し、神これを癒したまう」

十六世紀のフランスにアンブロワーズ・パレ（一五一〇〜一五九〇）という外科医がいた。パレはフランスの近代医学の創設者とされている医師で、フランスでは歴史上、最も高名な医師である。そのパレの有名な言葉に「われ包帯し神これを癒し給う」（小川、五三一頁）というのがある。これは西洋、中世のキリスト教下における医学の役割を見事に表した言葉ではないかと思う。キリスト教下における言葉として、「神これを癒し給う」というところがとくに重要である。キリスト教徒にとっては「癒す」のは神である。医師は

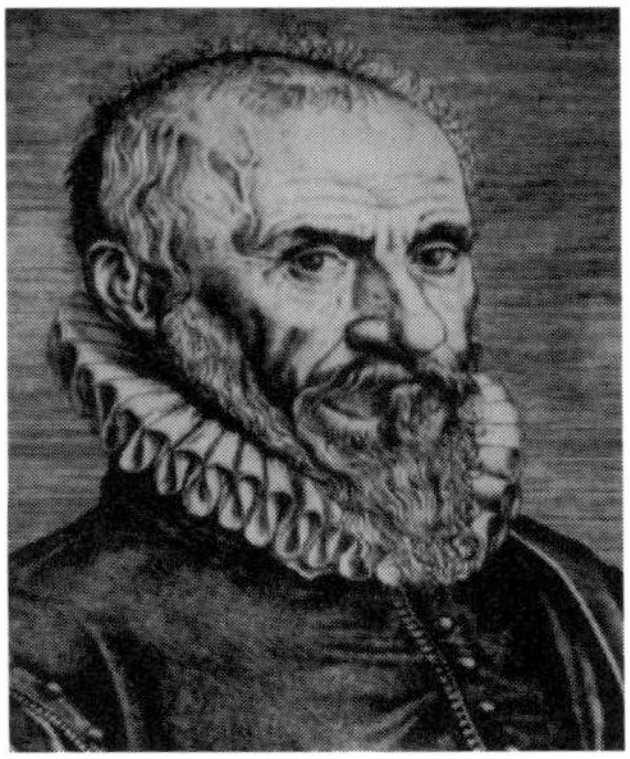

アンブロワーズ・パレ
AMBROISE PARÉ

病いを「癒す」のではなくて「包帯し」、神が「癒す」のである。

この点、ヒポクラテスの医学は非常にキリスト教の世界に受け入れられ易かったと思われる。アスクレピオスのところをキリストに替えれば、そのまま受け入れられると考えられることから、キリスト教を背景とした中世の医学は、アスクレピオスに代わって、キリストを立てたヒポクラテスの医学であったといえる。しかし、ヒポクラテスの医学は、神殿に育った医学であって神の名を語る医学ではない。アスクレピアーデンの医師たちは、神殿とは緊密な関係にはあったが、神殿の神官であったり、神殿に所属する医師ではなかったとされている。このことはとくに重要である。むしろアスクレピアーデンの医師たちによって、医学が宗教から独立したと考えるべきかも知れない。つまり宗教と医学の関係を対立の関係ではなく、上下の重層的な関係として理解したところにヒポクラテスの医学の歴史的な立場がある。パレの「医者が『包帯し』神が『癒す』」という言葉は、その立場が中世を通じてキリスト教の世界の中で継承されたことを示している。

(三)宗教からの医学の独立

ヒポクラテスは「神聖病について」という文章の中で、次のように述べている。「祈りを捧げ、神殿に連れて行って神々に嘆願してしかるべきであるのに、全然そうはせず、祓い清めを行う。」（ヒポクラテス・小川政恭訳『古い医術について　他八篇』四二頁、岩波文庫）この言葉からもわかるように、彼は「神への祈りや嘆願」と「祓いや清め」を区別して、「祓いや清め」を厳しく排斥している。

そしてヒポクラテスは言っている。

「この神聖病と呼ばれる病気は、他の諸病と同様の原因、すなわち人体に入って来るものと人体から出て行くもの、および寒冷や太陽や常に変化してやむことのない風の変化によって起こるのである。これらの諸原因は神業によるものであるから、とくにこの病気だけを区別して他の諸病以上に神業であると考えるにはおよばない。どれもが神業であり、どれもが人間的である。」（ヒポクラテス、五七頁）

人間は大きな自然の一部であるので、人間の病気は神のつくった寒冷や太陽や常に変化してやむことのない風によって起こる。だから、一定の病気だけが神の業として起こるとは言えないとして、人間の病気は「どれもが神業であり、どれもが人間的である」としているのは、非常に説得力がある。「神業」に「人間的な業」を重ねたところにヒポクラテスの固有の立場があり、その立場が中世、キリスト教世界に継承されたということであろう。

ヒポクラテスは、「空気、水、場所について」という文章の中で「一般に人間の体形と性格とは土地の性質に従うことが見いだされる」（ヒポクラテス、三六頁）と述べている。この言葉は、ヒポクラテスの医学では人間は自然の一部であると考えていたことを示している。

ヒポクラテスはまさに、人間を自然の中の一部とすることによってこそ、神の直接支配から人間の立場を守ることに成功したと言えるのではないか。そして「どれもが神業であり、どれもが人間的である」として、人間の病気は神の業に加えて、人間的な業によるとする視点を確立して、神の独裁的な力から医学を独立させた。この点に、ヒポクラテスの医学の真骨頂がある。

スペインの歴史学者エントラルゴは、次のように言っている。

「歴史家にとって、それは古い『宗教礼賛』と新しい『生理学崇拝』との妥協の産物のように思える。」（P・L・エントラルゴ著・榎本稔訳『医者と患者』五一頁、平凡社、一九七三年）

ヒポクラテスは、宗教と生理学、つまり神と医学の間に妥協の世界を開いたのである。ここでの妥協という言葉には、譲り合う、重なるという意味が含まれている。互いに君臨して対立するのではなく妥協の世界を開いたという、この点にこそ現代にいたるまで、ヒポクラテスが医学の父として世界中の医師から、深い尊敬を受けてきた最も重要な背景があるように思う。

㈣ヒポクラテスの医学の特徴

ヒポクラテスの医学の特徴は、「参拝者・巡礼者の医学―症状の詳細な観察と記録―」、「液体病理学―人間全体が病気―」、「瘴気論」という方法論と考え方を基盤としているところにあると思う。これらの三つの特徴について考えてみたい。

参拝者・巡礼者の医学―症状の詳細な観察と記録―

神殿にお参りに来る参拝者や巡礼者の最大の特徴は、神様に癒して欲しい何らかの「症状」をもっていることであろう。アスクレピアーデンの医師たちの仕事は当然、痛みや苦痛などの訴えをもってお参りにくる、多数の人たちから話しを聞き、痛みや苦痛の状態、つまり「症状」を詳細に観察することから始まった。つまり「症状」を詳細に観察し記録することが、ヒポクラテスの医学の出発点になったということである。これらの経過からするとヒポクラテスの医学は、参拝者・巡礼者の「症状」の医学であるといえる。

アスクレピアーデンの医師グループの中では、ロードス派は早く衰退し、クニードス派とコス派が覇を競ったとされている。コス派の医学は症状の詳細な観察をもとに、予後の判断を重視したことに特徴があった。一方、これに対しクニードス派は、症状をもとにした疾病の分類、診断を重視したとされている。そのため「クニードスの学、コスの術」と言われた。クニードス派の当時のいまだ未熟な観念的な解釈による疾病の分類は、所詮、時代を超えて生き残ることができなかった。一方、経験主義に徹して、予後学の充実を目指したコス派が時代を超えて生き残ることになった。

ここでみられた診断学か予後学かの論争は、遠い昔のことのように思われてしまいそうだが、今日、平均寿命世界一の社会では、リハビリテーションを含めた予後重視の医学が求められる時代を迎えているのではないか、ということがある。まさに「コスに帰れ」ではないかと考えなければならない。

液体病理学――人間全体が病気――

ヒポクラテスは、「人間の自然性について」という文章の中で、「人間の身体はその中に血液、粘液、黄および黒の胆汁をもっている。これらが人間の身体の自然性であり、これらによって病苦を病みもし健康を得もする」(ヒポクラテス、一〇二頁)と述べている。

ヒポクラテスの医学では、人間の身体の状態は血液、粘液、黄および黒の胆汁、これらの四つの液体の調和の中にあると考え、その調和が崩れた状態が病気であると理解した。

「液体病理学」と呼ばれている。

ここで液体というものの最大の特質は何かと考えると、つねに混ざり合って部分がないということではないか。だとすると「液体病理学」では、病気になるのは液体の入ったひとつの大きな袋ともいうべき「人間」という全体である、ということになる。液体病理学は、身体の一部に病気というひとつの実態があるのではなく、人間全体が病気になると考えた。すなわち存在するのは「病気」ではなく、「症状」を有する「病人」であると考えたということになる。

もちろん「液体病理学」に対しては、「固体病理学」という考え方がある。固体病理学は、局所の病変の存在に病気の病理機序があるとする考えである。

この液体病理学、あるいは固体病理学についても、決して昔の話だとしてすます訳にはいかない。

液体病理学は心身全体の状態を重視するという点で内科学に近く、「症状」の推移に対して行われる治療方法の中心になるのは、人間全体への効果を期待して口から投与される薬物による治療である。漢方医は、「症状」に即して薬を調剤することを生業とする、いわば薬屋であるわけだが、西洋世界においては「症状」に対して薬の処方を行うのが医師、フィジシャンであり、実際に薬の調剤を行うことを生業としたのは、薬種師、アポセカリーと呼ばれた人たちである。彼らは庶民の医師として中世全体を通じて活躍した。薬が治療の中心であったことは、ヒポクラテスの医学が「液体病理学」を背景とした「症状」の医学であったことの所産であるように思う。こうして「症状」から出発するという立場からすると、薬が大事、薬の神パナケイアに仕えるということになる。

一方、これに対し固体病理学は、局所の病変を重視するという点で、外科学に近く、治療の中心は手術を行うことである。近代になって、病院の機能を基盤とした診断学の興隆、病院における外科医療の活躍があり、医学の各部門が臓器別の専門部門別に分かれていることが象徴しているように、現代の医学はどちらかといえば、固体病理学に近い考え方を基本にしている面があるのではないか。しかし、平均寿命世界一の社会では、高齢者を中心に人間全体を診る医療、あえて言えばひとつの病気の本態を探るというよりも、多様な症状を有する人間全体を診るというヒポクラテスの医学に帰らなければならないという議論もできると思う。

瘴気論

ヒポクラテスの医学では「人間は自然の一部である」と考えたので、人間の健康は自然の環境によって左右されると認識したのは当然である。

ヒポクラテスは、有名な「空気、水、場所について」という文章の冒頭で、「正しい仕方で医学にたずさわろうと欲する人は、次のようにしなければならない。まず、一年のもろもろの季節がそれぞれどんな影響をおよぼす力があるかを考慮しなければならない」（ヒポクラテス、七頁）と述べている。そして、また「一般に人間の体形と性格とは土地の性質に従うことが見いだされる」（ヒポクラテス、三六頁）とも言っている。

ヒポクラテスの医学では、季節や気候、空気や水などの自然環境の状態、土地の性質、つまり生活環境の衛生状態が病気の発生や経過に影響するのであり、その判断をもとに本人の自律的な回復力を重視した治療を行うというのが、ヒポクラテスの医学の手法であった。

しかし、病気の中には個々の人間の病気だけではなく、一つの地域の多数の人たちの生命を一挙に奪うペストや天然痘などの流行病も存在する。このような流行病の原因は何かということは、当時の医学にとって、当然、大きな疑問であった。そして流行病の原因は、「呼吸空気にあるというのがヒポクラテスのかねての持論で、病者の体内より排泄せられて空中に散在する病的不浄物『ミアズマ（miasma）』と名づけた」（小川、八五頁）とされている。「ミアズマ」は「瘴気」と訳されている。

呼吸空気の中の不浄物「ミアズマ」によって病気が広がるという考え、つまり瘴気論は、中世を通じて広く信じられ、当時の疾病対策にも大きな影響を与えた。瘴気論は、病気の予防ということでヒポクラテスの医学を支える最も基本となる考えであった。生活環境を清潔にすることによって呼吸空気中の不浄物をなくせば、流行病を予防できる。だから、ヒギェア、衛生の神に奉仕しなければならないというわけである。

以上、まとめると「症状」があって「薬」があり、「体液」の変調が「病人」をつくり、「瘴気」に対して「衛生」が必要ということになる。これがヒポクラテスが立っていた医学の世界である。ヒポクラテスの医学は、この三つの考えの上に構築された偉大な医学の大系であったと言うことができる。

二. ガレノス――動脈は空気、静脈は栄養を運ぶ

時代は下ってローマの時代になった。ここでまた、一人の神のような天才医師が現れてくる。ガレノス(一三〇〜二〇〇)である。現場における患者の症状に対する臨機応変な経験主義に立った対応を重視した、ヒポクラテスの医学を基本的には継承しながら、加えて生理学、解剖学の実験による知見をもとに新たに医学の世界を生んだ天才医師である。

ガレノスは、後に出てくる血液循環論のハーヴェイからも「医師の祖にして、神のような人」といわれた偉大な医師である。ガレノスの医学体系は永遠の教典と仰がれ、西洋中

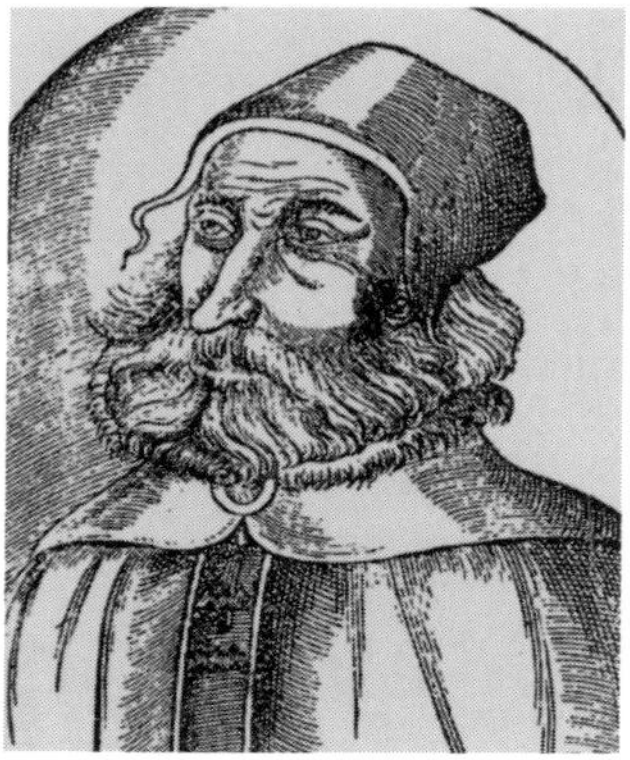

ガレノス
GLAUDIUS GALENUS

世一五〇〇年の医学はガレノスの医学に始まり、ガレノスの医学に終るものであったとされている。

ガレノスは、西暦一三〇年に小アジアのペルガモンで生まれた。ガレノスの医学の中心となったのは「生気論」という考え方である。

ガレノスの生気論の「生気」については、霊気、プネウマともいうが、古くから広く論争が行われてきた。ヒポクラテスも左心室および動脈の内容は、生気、プネウマであるとして、生気について述べている。その生気について、初めて体系的な位置付けをしたのがガレノスである。

(一) 生気論

ガレノスは、血液は小腸から吸収された栄養分をもとに肝臓でつくられ、その肝臓で「自然生気（natural spirit）」を負荷され、静脈系によって全身に運ばれる、また吸気は肺静脈において血流中に浸透し、心臓で「生命生気（vital spirit）」を獲得して鮮紅色の血液となって動脈によって全身に運ばれる、その動脈血の一部が脳に運ばれて「霊魂生気（animal spirit）」を負荷されると考えた。（川喜田愛郎『近代医学の史的基盤（上）』三－四頁、岩波書店、一九七七年）ハーヴェイが、彼の「血液循環論」の中でガレノスの生気論について、次のように紹介している。

「今かりに、左心室が生気を造るために、肺臓および右心室から材料を受け取り、同時に生気性血液を大動脈に配給し、大動脈からは煤《すす》気を、しかも逆に静脈性動脈を通じて肺臓に送り、肺臓からは生気を大動脈に送るのであるとすると、その分離を行なうものははたして何であるのか。」（ハーヴェイ著・暉峻義等訳『動物の心臓ならびに血液の運動に関する解剖学的研究』三三頁、岩波文庫）

ガレノスにとっては、人間が自然の一部であるというヒポクラテスの考えに立つ以上、自然につながる独立した動脈系の存在が不可欠であり、どうしても動脈と静脈がつながっていると考えることができなかった。そうすると肺臓から大動脈へ送られる生気と大動脈から肺臓へ送られる煤気との分離が、静脈性動脈（今日の肺静脈）の中で行われると認めざるを得なかった。だとすればどのようにしてその分離が行われ、生気と煤気が、各々の方向へ向かうことができるのか、とハーヴェイは問うたのである。

人間は、自然生気、生命生気、霊魂生気の三つの生気の力によって生きている、とガレノスは考えた。この三つの生気という考えは、今日の目からみると、相当に未熟な部分を

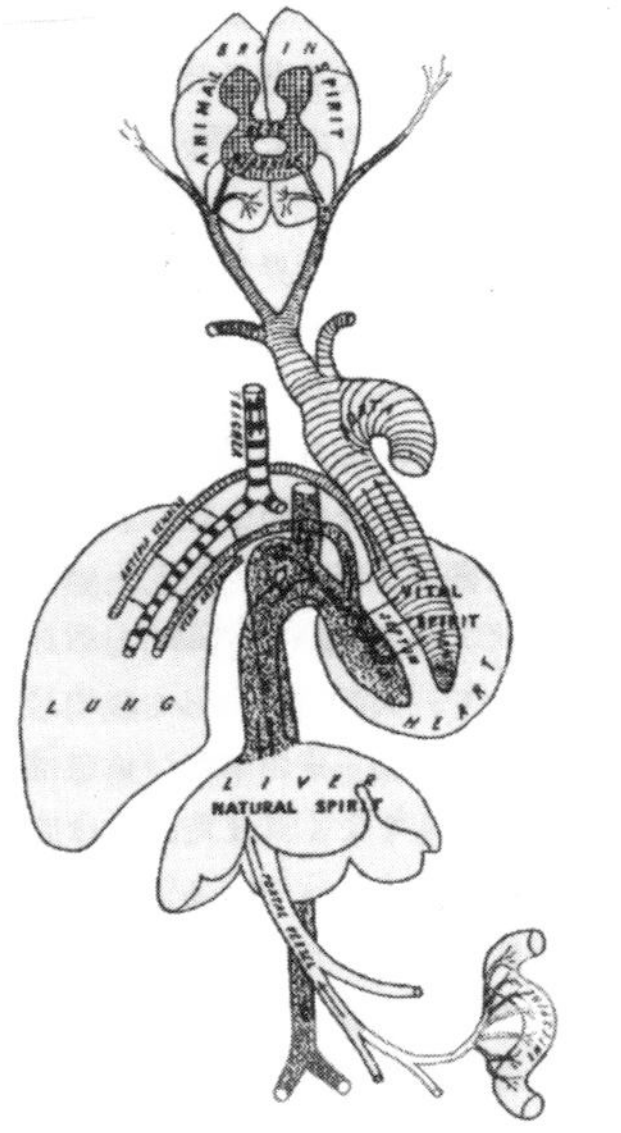

シンガーによるガレノスの生気論の説明図
（Charles Singer. *A Short History of Medicine*, p.59, Oxford, 1928.）

含んでいるということもある。しかし重要なことはガレノスが生気論によって、個々の人間の生命現象をつかさどる活力の実態について体系的に説明したことである。ヒポクラテスの「体液」と違って、ガレノスの「生気」は目にみえるものではない。そこに経験主義に徹したヒポクラテスを越えるところがあったといえるのではないか。

自然生気は今日でいえば「栄養素」であり、生命生気は「酸素」、霊魂生気は「神経」という極めて実体の明確なものに相当する。いわば「栄養素」や「酸素」、「神経」の存在を予言したとも考えられる訳で、新しい医学の誕生ともいうべき極めて卓越した理論であったとみることができる。

そのガレノスも、静脈系の肝臓でできるはずの血液が動脈系に存在することを認めざるを得ないということがあった。そのため静脈から動脈へ身体のどこかで血液が移らないと動脈に血液が存在することを説明できなかった。そのような背景の中で前頁の図にも示されているように、ガレノスの医学では、動脈が静脈に接触している身体の唯一の箇所である心室において、右心室から左心室に向けて血液が移行している、「右心室から材料を受け取り」ということを主張せざるを得なかった。ここにガレノスの生気論の最大の弱点があった。しかしそれは、人間は自然の一部という理解と生命現象という人間に固有の生理現象の重層的な理解を試みようとしたことの必然的な結果であると思われる。

ガレノスの活躍によって、人類の医学は生命現象の理解に対し大きな一歩を踏み出し、ヒポクラテスの経験主義の上に解剖と実験の上に立った、科学としての医学の新しい地平を獲得することができたとみるべきではないか。結果として、このガレノスの医学の世界に新しい時代のメスが入れられるのに、一五〇〇年という年月がかかったのも事実である。まさにガレノスは神のような人であり、偉大すぎたというべきかも知れない。

(二)宇宙の中の「地球」と自然の中の「人間」

ガレノスが生まれたのは西暦一三〇年である。ローマ帝国が最大の版図、領土を確保したのは、その少し前、一一七年のことである。ローマが文字どおり世界に最も大きく君臨するという時代を背景として、ガレノスが育ち、活躍したことは、非常に大きな意味をもっているのではないか。

つまりガレノスの膨大な実験と著述によって、医学の世界が新たに生まれ代わり、その理論が社会に受け入れられたことは、ローマがヨーロッパ世界を手中に収める中で世界を支配する学問の構築を強く求められていたということが、その背景として存在していたのではないか。というのは天文学の世界においても、ほとんど同じ二世紀中ごろ、天文学者プトレマイオス(八五〜一六五)が詳細な観察記録をもとにした膨大な計算を行い、その結果をもとに『アルマゲスト(Almagest)』、アラビア語で「驚くべき本」という意味の本を発表して、その中で広大な宇宙の動きについて天動説をもって説明したということもあるからである。プトレマイオスは、『アルマゲスト』の中で、地球は球形で天の真中にあるが天空間に比して一つの点とみてよく、また地球は固定して動かないが多くの星は円軌道を描いて運動すると述べている。

こうして大宇宙の動きがプトレマイオスの天動説によって体系化され、人間という小宇宙の動きがガレノスの生気論によって体系化された。これによってローマは、まさにヨーロッパ世界を支配する王者たる資格を手にしたのである。

地球は球形であり、多くの星が円軌道を描いて運動しているということまで看破していたプトレマイオスであるが、ローマが世界の中心であるという立場に立たざるを得なかったとすれば、その延長線上に地球が宇宙の中心に位置すると主張せざるを得なかったと考えられる。

天動説のプトレマイオスと生気論のガレノスは、西洋世界におけるローマの存在を暗示するように宇宙の中の地球、自然の中の人間を、それぞれ初めて大きな体系の中に位置付けたという点で、ともに時代を担う学問をつくるという役割を果したように思う。

三. 「生は短く、芸は長し」

西洋医学の父であるヒポクラテスの医学は、症状の観察から始まった医学であること、液体病理学という考え方に立っていること、自然環境と人間の健康の関連を重視し流行病の原因について瘴気論を主張したこと、そしてこのヒポクラテスの医学の上に約五〇〇年を経てローマの時代、ガレノスによって生気論を軸にした医学の体系が構築された。

ヒポクラテスの有名な言葉に、「生は短く芸は長し (Vita brevis, als longa.)」というのがある。今から約二四〇〇年も前に生まれた、医学という「芸」が「生」を守り、今日、われわれの時代にまで継承されている。まさに個々の「生」は短いが、医学という「芸」が長く継承され、人類の「生」が守られてきた。そのように長く人類の「生」を守ってくれた医学という「芸」に対し、衷心より「ありがとう」という言葉を贈りたいと思う。

第二章　医学を育てた天才

一．人間の発見

長い中世一五〇〇年を経て、時代はルネッサンスを迎えた。ルネッサンスは、人間の発見ということがモットーとなった時代である。レオナルド・ダ・ヴィンチ（一四五二～一五一九）の名前を知らない人はいない。ルネッサンスを代表する画家である。そのダ・ヴィンチが、極めて精緻で詳細な人体の解剖図を多数残している。一五一〇年ころに彼が描いた人体解剖図は、人間に向けた強烈な探求心をもとに人間の発見をモットーとしたルネッサンスという新しい時代の息吹を見事に示している。

ミケランジェロ（一四七五～一五六四）が描いた、人類の至宝とされるローマ・バチカン宮殿のシスティーナ礼拝堂の天井画の中のひとつ「アダムの創造」は、あまりにも有名である。人間の発見という時代の中で、神が人類の祖先アダムに指から指へ、今にも生命生気を与えようとしている、まさに生きた人間の厳粛な誕生の瞬間が描かれている。ミケランジェロが、この天井画を完成したのは一五一二年である。ルネッサンスという時代を迎えて人類の医学は、ヒポクラテス、ガレノスの医学に対する挑戦に向けて新しい地平に立ち、人間の科学としての成長の一歩を踏み出すことができた。

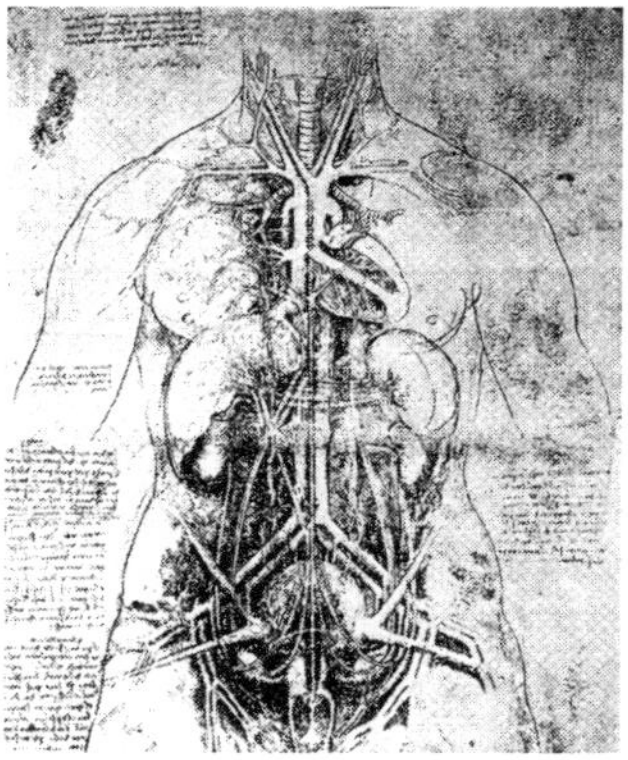

ダ·ヴィンチの人体解剖図

二、液体病理学への挑戦

(一)ヴェザリウス：人間の中の自然の発見・解剖学

成長の第一歩は、ヒポクラテスの液体病理学への挑戦から始まった。一五四三年、ひとりの医師がきわめて精緻で正確な『人体解剖図譜』を発表して、一五〇〇年の中世の医学を支えてきた不滅のガレノスの医学の体系に対して疑問を投げかけた。パドア大学の教授であったアンドレアス・ヴェザリウス（一五一四〜一五六四）である。

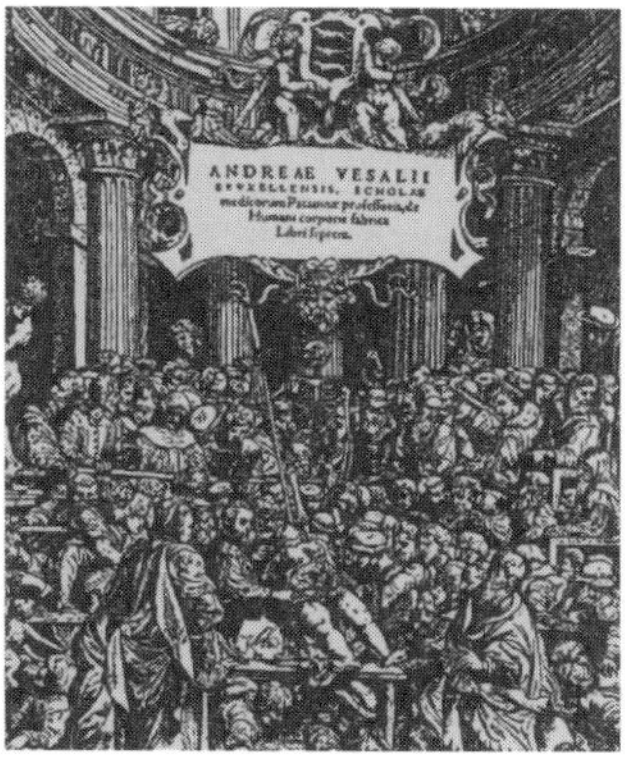

ヴェザリウス『人体解剖図譜』の表紙
1543年

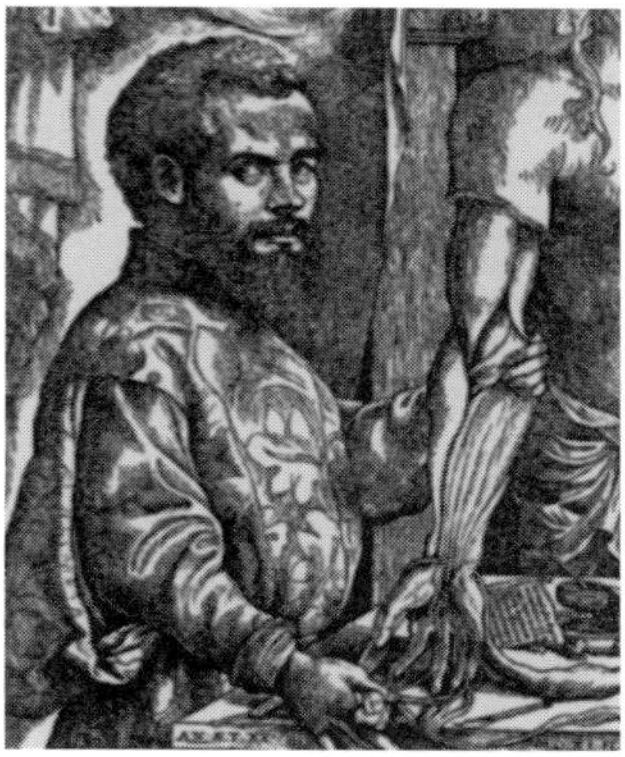

アンドレアス・ヴェザリウス
ANDREAS VESALIUS

左の絵が彼の『人体解剖図譜』の表紙である。何よりも、いっぱいの人が描かれているのに驚く。ルネッサンスという時代を迎え、人間の体の構造というものに対して、いかに多くの人が関心をもっていたかを暗示している。絵の真ん中に立っているのがヴェザリウスである。ANDREAE VEZALII と彼の名前が記されている。そして、小さく de Humani corporis fabrica と記されている。

ガレノスは、ヒポクラテスの医学を継承して、人間は自然の一部であるという考えに立って液体病理学の上に動脈と静脈の固有の役割を論じて、生気論を構築した。そのために心室において静脈系から動脈系へ血液が移行をしていると主張せざるを得なかった。このガレノスの主張に対し、『人体解剖図譜』

の初版でヴェザリウスは血液が静脈系の右室から動脈系の左室へ移行し得るような孔は両心室の中隔には認められないとしながらも、次のように述べている。

「全能者が人の視覚ではとらえられないような通路によって血液が右室から左室へとにじみ出るようなしかけをつくり給うたことに驚嘆せざるを得ない。」(川喜田、九頁)

ここにみられるヴェザリウスの「視覚ではとらえられないような通路」というのは、苦衷に満ちた歴史的な表現のように思える。この本が発表された時は、まだ彼は二十九歳という若輩であったこともあり、ガレノスの権威に対し気を配らざるを得なかった。それでも当時の教授連中はほとんどがガレノスの支持者であったので、この本の発表は未曾有の騒ぎを引き起こしたとされている。結果としてヴェザリウスは翌年の一五四四年にパドアを引き払っている。そして、一五五五年に出版された第二版では、この箇所は削除され、どんな形でも貫通したチャンネルは存在しないことが断言されたとされている。(川喜田、九頁)ヴェザリウスは、天才的な解剖手法を駆使して「人間の発見」という時代の課題に対し大きな足跡をのこし、ハーヴェイの血液循環論への道を開いたということができる。

一五四三年という年は、コペルニクス(一四七三〜一五四三)が『天球の回転について』によって「地動説」を唱えた年でもある。解剖にも似た、天球の詳細な観察によって、プトレマイオスの天動説を破る新しい学説、地動説が発表された。

ローマ時代におけるガレノスの生気論とプトレマイオスの天動説に対し、ルネッサンスにおけるヴェザリウスの『人体解剖図譜』とコペルニクスの『天球の回転について』、これらの天才による大宇宙と小宇宙の解説の書が、それぞれあまりに時を同じくして発表されていることは、偶然の一致とは思えない。

プトレマイオスとガレノスが、西洋世界におけるローマの存在を暗示するように宇宙の中の地球、自然の中の人間を、それぞれ初めて大きな体系の中に位置付けたとすれば、ルネッサンスという時代の中でコペルニクスは地球の中に宇宙を発見し、ヴェザリウスは人間の中の自然を描いて、地球、そして人間に、生きた息吹きを吹き込むという役割を果したといえるのではないか。

㈡ハーヴェイ：動脈と静脈は繋がっている・血液循環論

人間の中の自然の動きを、多種多様な多数の動物を対象にした詳細で綿密な解剖の結果をもとに、初めて具体的に明らかにしたのが、イギリスの医師ウィリアム・ハーヴェイ（一五七八〜一六五七）である。

一六二八年に、近代医学の扉を開いたといわれる『動物の心臓ならびに血液の運動に関する解剖学的研究』で、いわゆる血液循環論を発表した。

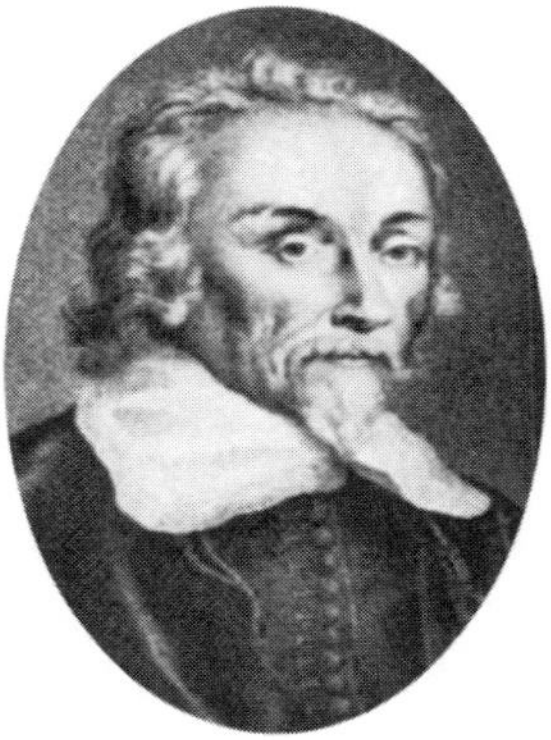

ウィリアム・ハーヴェイ
WILLIAM HARVEY

ガレノスは、心室において静脈系から動脈系へ血液が移行をしていると主張した。自然の大気につながった動脈系と肝臓に始まる静脈系という二つの系の存在という考え方が、ガレノスの生気論の中心をなす考え方であった。ガレノスは、動脈系と静脈系をひとつにつなぐという発想をもつことがどうしてもできなかった。ハーヴェイは、ガレノスが右室から左室に通路があるとした問題の点について、彼の血液循環論の中で次のように述べている。

「彼らは、解剖の際に、静脈性動脈ならびに左心室が、常に血液、ことに濃厚な脆弱な暗黒色の血液をもって満たされているのを見いだしたから、それゆえに、彼らは余儀なく、血液は右の心室から心臓の隔壁を通して左心室へ浸透すると主張せざるを得なかった」(ハーヴェイ、七二頁)そして、述べている。

「余はここで結論を下したいと思う。すなわち動物においては、血液は不断の巡回路をめぐって、一種の循環運動によって押しやられている。そしてこれこそは、心臓の活力、あるいはその機能であって、これは〔循環は〕心臓の拍動の力によって実現するものである。これを要約すれば、これ〔心臓の拍動〕こそは、唯一無二の血液循環の原因である。」（ハーヴェイ、一三〇－一三一頁）

ダ・ヴィンチやミケランジェロ、ヴェザリウスが人間を発見し、その姿を描いてから約一〇〇年を経て、ハーヴェイは現実に生きた人間の姿を血液の動きを通じて初めて明らかにした。またガレノスが生気論によって提起した生命という問題に対しても、彼は述べている。

「あたかも太陽が、同じ状態において、宇宙の心臓である、という名をもっているように、心臓は生命の源泉であり、『小』宇宙の太陽である。心臓の能力と拍動とによって、血液は運動し、完全なものにされ、養われ、腐敗と破壊とから保護される。栄養、保温および賦活によって、この家神であり、生命の基礎であり、あらゆる存在の創設者であるところの心臓は、自ら全身に奉仕するのである。」（ハーヴェイ、九三頁）

ハーヴェイは自らの生命論を展開することによって、ガレノスに代ってヒポクラテスの医学を継承し医学世界を支配する資格を手にした。近代医学の父といわれている。彼の血液循環論は、ヒポクラテスの「人間は液体の入った大きな袋のようなものである」と考えた液体病理学に対して、むしろ実態によって支持するものであった。以降、液体病理学は医学の王道を歩むことになったといえる。後に述べる細胞病理学のウイルヒョウが、液体病理学について述べている。

「流行医や有名な臨床家の殆ど総てが、大なり小なり液体病理学的傾向をもっており、如何なる医師もこの傾向から脱却することは極度に困難である。それ程深く、液体病理学は一般的通念となっている。」(R・ウイルヒョウ著・吉田富三訳『細胞病理学』一九頁、南山堂、一九五七年)

ガレノスとプトレオマイノス、ヴェザリウスとコペルニクスという例にならって考えると、ハーヴェイの一六二八年の血液循環論とほぼ時を同じくして、ヨハネス・ケプラー(一五七一~一六三〇)が一六〇九年に『新天文学』を発表した。その中で「ケプラーの法則」の第一「各惑星は太陽を焦点とする楕円上を運行する」、第二「面積速度恒存の法則」、そして一六一八年に第三法則「惑星の公転周期の二乗は太陽から平均距離の三乗に比例する」を著わしている。これらの推移を見ていると、大宇宙と小宇宙を巡る、時代を画する知見は、時代を動かす大状況を介して連動しながら到達するものであるように思える。

㈢ラマッツィーニ:仕事がつくる病気・産業医学

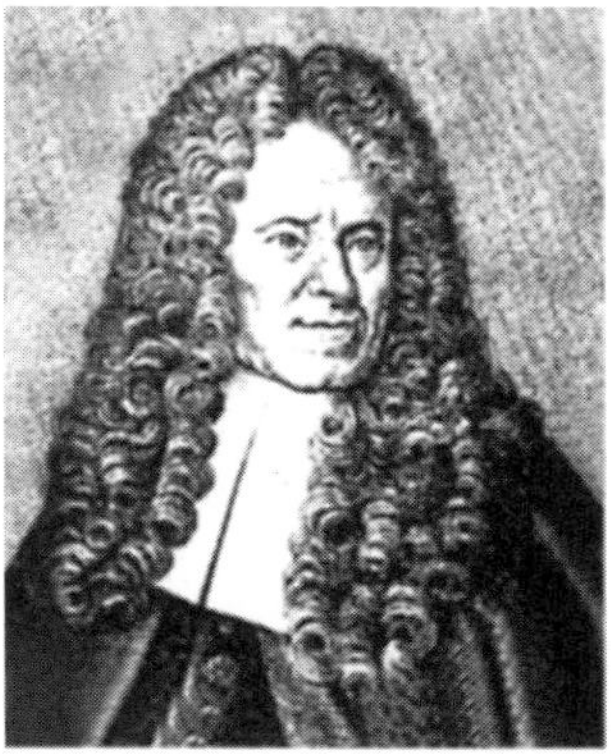

ベルナルディノ・ラマッツィーニ
BERNARDINO RAMAZZINI

一七〇〇年に、パドア大学教授のベルナルディノ・ラマッツィーニ（一六三三〜一七一四）が『働く人々の病気』を発表した。まさにハーヴェイが報告した「生きた人間」が罹る病気として多様な職業についている人の病気について、鉱夫の病気、鍍《めっ》金《き》屋の病気、マッサージ師の病気、そして墓掘人の病気など四十二の病気を報告し、一七一三年にさらに十二の病気を加え、計五十四種の働く人々の病気を報告した。

（B・ラマッツィーニ著・松藤元訳『働く人々の病気―労働医学の夜明け―』北海道大学図書出版会、一九八〇年）

ラマッツィーニは、非常に多種多様な職業があげている。その職業名は、左に示すとおりである。彼がこんなにも広い範囲の患者を診ていたということが、何よりも大きな驚きである。

『働く人々の病気』の中で報告された職業

鉱夫、鍍金屋、マッサージ師、化学者、陶器師、錫細工人、ガラス製造人と鏡製造人、画家、イオウを取りあつかう人、鍛治屋、石膏と石灰を取りあつかう人、薬剤師、下水掃除人、染物屋、油絞り・皮なめし・汚物を取りあつかう人、タバコ製造人、墓掘人、助産婦、乳母、ぶどう酒製造人・ビール製造人・ブランデー蒸留人、パン製造人と粉屋、でん粉製造人、穀物ふるい人と目方を計る者、石屋、左官、洗濯女、アマ・タイマ・絹くずのけずり人、風呂屋、塩製造人、立って働く人、座って働く人、ユダヤ人、従者、馬丁、荷物運搬人、運動家、小さい物体を取りあつかう人、演説家・歌手など、農民、漁夫、兵士、学者（四十二種類）、印刷屋、書記・写字生、菓子製造人、織物工・織物女工、銅鍛冶、木材加工者、かみそりとメスを研ぐ人、煉瓦作り、井戸掘人、水夫と漕手、猟師、石鹸製造人（十二種類）

ラマッツィーニは、「マッサージ師の病気」についての説明の中で、他の治療では効果のない重い梅毒の病人に塗擦療法を行うマッサージ師と外科医には、塗擦に使う水銀が危険であるとしている。そして、一四九三年のフランス王シャルル八世のナポリの包囲の後に、この恐ろしい病気がイタリアに侵入し、稲妻のようにヨーロッパ全土にひろがったと述べている。梅毒は新大陸から伝わったということはいわれているが、こういう経過があって、あっという間にイタリアからヨーロッパに広がったこと、またフランス病と呼ばれるようになったということの経過がよくわかる。(ラマッツイーニ、二五頁)

働く人々の病気を報告したことからラマッツィーニは、産業医学の父といわれている。同じ職場、環境のもとで働いている鉱夫とか、マッサージ師という人間が、それぞれ一定の共通の症状を有する状態になっている、それを「病気(morbis)」と呼んだのである。ここにあるのは文字どおり「人間」全体が罹る「病気」である。鉱夫という人間が「病気」になっているのであり、マッサージ師という人間全体が「病気」に罹っているのである。

この本の中でも、ヒポクラテスの名前がいたるところに出てくるので、ラマッツィーニがどれほどヒポクラテスの医学を信奉していたかがよくわかる。彼が述べている。

「病人をはじめて訪れる医師は、わが偉大な先生ヒッポクラテスのやり方にならって、病人自身および病人を看護する者から、多くのことを聞かなければならない。『病人のそばにいるときには、病人に具合はどうか、原因は何か、いつからか、通じはどうか、どんな食物を食べているか、を聞かなければならない』とヒッポクラテスは、その『疾病論』という本の中で述べているが、この質問にもう一つ、すなわち『職業は何か』という質問

を付け加えたい。」(ラマッツイーニ、四頁)

「症状」の共通性による「疾病概念」の整理という作業の第一歩が、職業関連疾患の認識という形で始まったことをまず理解しなければならないが、ラマッツィーニは、人間という全体が病気になるということには疑いをもっていない。彼の両足は、いまだ完全にヒポクラテスの世界に立っていることは明らかである。

㈣モルガーニ:病気の座と原因・病理解剖学

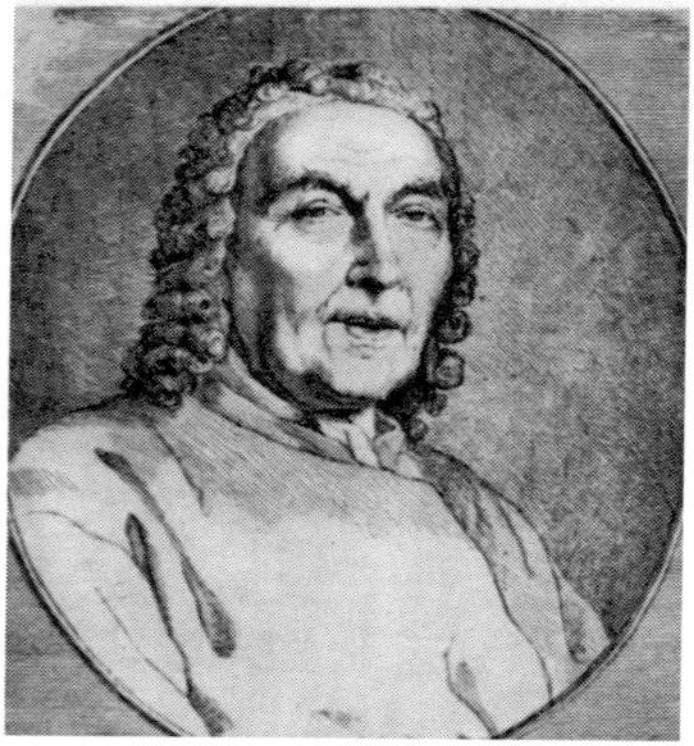

ジョヴァンニ・バッチスタ・モルガーニ
GIOVANNI BATTISTA MORGAGNI

ラマッツィーニのパドア大学の後輩ジョヴァンニ・バッチスタ・モルガーニ(一六八二~一七七一)が、病理解剖学の手法を駆使して、一七六一年に不朽の名著といわれる『解剖によって明らかにされた病気の座および原因』を発表した。

モルガーニは、伝統的な「頭から踵まで」という考え方に従って身体全体の症状の詳細な観察を行い、六〇〇余の剖検例について、その臨床経過と剖検所見を詳しく記録した。そして、先輩のラマッツィーニが報告したとおり、病気は人間全体がなるのではあるが、それぞれ病気には病気になる固有の場所としての「座(sedibus)」と「原因(causis)」が存在すると報告した。そして身体の各器官がその「座」であり、その器官の変化が病気の「原因」であると主張した。「頭から踵まで」という視点のもとに症状の詳細な観察を行ったことが、彼がまぎれもなく、人間全体という立場に立った、ヒポクラテスの液体病理学の徒であったことを示している。彼が如何に「症状」を重視し、そこを原点として人間の病態を整理したかは、彼の本の目次をみるとよく判る。

第一巻は頭部疾患、第二巻は心臓および呼吸器疾患として、器官の視点に立っていることが判るのであるが、一方、第三巻以下の各巻には、多様な症状の名称があげられている。例えば第三巻は、飢餓、嚥下困難、胃痛、嘔吐、下痢、便秘、痔疾、脱腸、季肋部の腫脹及び疼痛、黄疸、胆石、腹水、鼓腸等、そして第四巻は腹部腫脹、排尿障害、脱腸、淋疾、生殖器異常、陰萎、不妊症、病的月経、白帯下、流産等、第五巻は熱病、腫脹、創傷、潰瘍、骨折、脱臼、関節炎、黴毒等、第六巻は補遺、があげられている。(小川、六九五-六九六頁)

モルガーニは、多様な症状を有する患者の病理解剖を行い、多様な症状に対応する身体の器官の固有の変化に注目し、その状態を見て変化が見られるその器官が病気の「座」であり、その変化が病気の「原因」であると考えた。

モルガーニのこの報告も、「症状」というヒポクラテスの世界に、いまだ両足を置いている。病理解剖という画期的な手法を導入し、「人間全体」が病気になるという液体病理学の伝統をふまえつつ、器官という病気の「座」とその変化という病気の「原因」を論じたという点で、新しい医学の地平を示したものである。まさに医学の歴史の中でモルガーニの名前を不朽のものにしている。

㈤ビシャ：組織が病気になる・組織学

同じく病理解剖学の手法のもとに、身体における組織の存在を明らかにして、モルガーニの器官病理学に挑戦したのがグザヴィエ・ビシャ（一七七一〜一八〇二）である。ビシャは、組織学の父といわれている。

パリのオテルディュ病院のビシャが、一八〇一年に『一般解剖学』を発表してモルガーニが「病気の座」が頭部や心臓、肺臓などの「器官」であるとしたのに対し、次のように述べた。

「身体諸器官はそれぞれひとつの不可分的全体ではなく、幾多の組織より成立する。各組識はそれぞれ単独に罹病する。一定の組織の罹病によって惹起せられる変化は、この組織を有するあらゆる器官において本質的に同じ。本来の疾病単位は組織である。」（小川、

七八二頁）

ビシャはモルガーニが病気の「座」と言った「器官」の下に「組織」があることを報告した。大事なことは、ビシャは二十一種類の「組織」が存在することを明らかにして、この「組織」が「単独に罹病する」と言ったことである。モルガーニでは、「頭から踵まで」として常に人間という全体が先にあった。しかし、ビシャは初めて、人間という全体から「疾病」

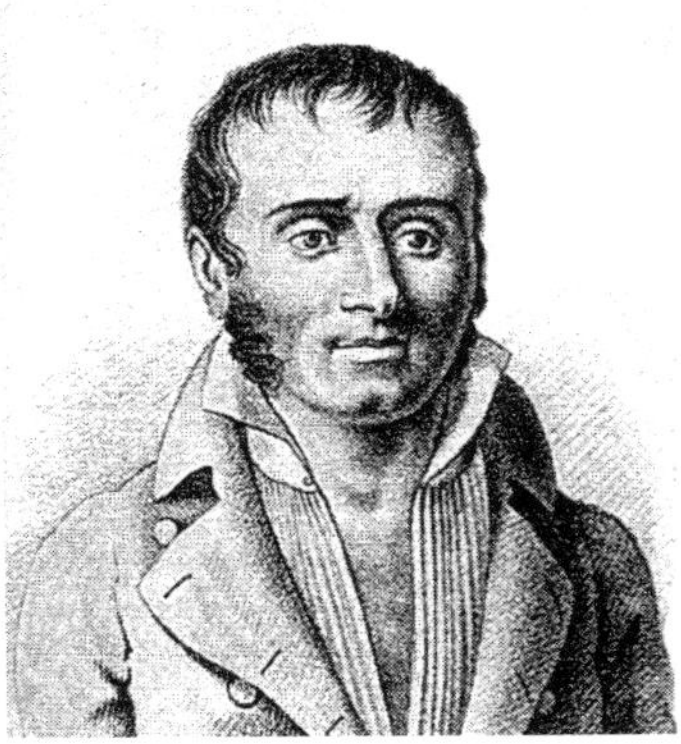

グザヴィエ・ビシャ
XAVIER BICHAT

は独立しているという地平に立ったということができる。

モルガーニは、多様な病気の座としての「器官」を見たとき、そこには多様な変化のある「器官」の姿を発見した。しかし、多様な変化を見せる「器官」ではあるが、さらに細かくみると、「器官」は「組織」からなっており、その「組織」を見たとき「器官」の多様な変化からは独立して、その変化は「あらゆる器官において本質的に同じである」ことを発見した。そしてビシャは、この「組織」の変化の共通性の中に「組織」の独自性を見出し、「組織」が人間全体から独立して「単独に罹病する」という知見に到達した。

ビシャはもともと外科医であり、固体病理学者であったといわれている。重要なことは、ヒポクラテスの医学では、患者の訴える「症状」の詳細な「観察」を基本としたのに対し、ビシャは、亡くなった患者の「屍体を開く」という手法によって、局所における「組織」の変化を観察し、そこにヒポクラテスの人間全体という主張を越える、「組織」に見られる固有の変化を明らかにしたことである。

ビシャは、「屍体をいくつか開いてごらんなさい（Ouvrez quelques cadavres.）。単なる観察ではどうしようもなかった暗闇がただちに雲散霧消するでしょう」と言った。「医学史はこれほど冴えた言葉をめったに記録したことがない」とされている。（川喜田、五一一頁）

ビシャは外科医として、疾病が局所のものであることを、日々の診療の中で感じていたことが、彼の主張の背景にあったようにも思える。アンブロワーズ・パレ以降、外科医の伝統を誇るフランスの面目躍如たるものがあるともいえる。しかし、ビシャは、顕微鏡を毛嫌いして顕微鏡を全く使わなかったところに決定的な限界があったということになる。組織は肉眼で見えるが、その下にある細胞の世界は肉眼では見えない。そのため「組織が何故、単独に罹病できるか」は、彼は明らかにすることができなかった。早く亡くなりすぎたということかもわからない。しかしビシャは、初めてヒポクラテスの液体病理学の世界から脱して、固体病理学の観点のもとにヒポクラテスと後に述べるウイルヒョウの間に立った医師であるといえる。

医学史家として有名なアッカークネヒトは、ビシャについて述べている。「モルガーニですらまだ後生大事にしていた四千年来の古い分類『頭から踵まで』の廃止を望んでいた。彼はヒポクラテス主義者ではなかった。」（E・H・アッカークネヒト著・舘野之男訳『パリ病院一七九四〜一八四八』九八頁、思索社、一九七八年）

ビシャが、モルガーニすら後生大事にしていた古い分類「頭から踵まで」の廃止を望んでいたという言葉が、最も端的にビシャがモルガーニを超える地点、つまりヒポクラテスを越える地点に立っていたことを教えてくれている。ビシャの嫌った顕微鏡を駆使して次の扉を開いたのは、ドイツのシュワンである。

㈥シュワン：人間の体は端から端まで細胞・細胞説

細胞がロバート・フック（一六三五〜一七〇三）によって発見されたのは十七世紀の半ば、一六六五年のことである。それから二〇〇年近くも経った一八三九年、テオドール・シュワン（一八一〇〜一八八二）が『動植物の構造及び生長の一致についての顕微鏡的研究』を発表して、「細胞説」を主張した。顕微鏡的といっているところに、ビシャへの皮肉が込められているようにも思われる。

シュワンは、植物と同様動物も端から端まで全て細胞によって構成されているとして、次のように述べている。

「全ての有機体は基本的に共通のパーツ、すなわち細胞からなっていること、これらの細胞は基本的に類似の方式によって形成され成長すること、それ故、これらのプロセスは同じ力によってすすめられるにちがいないことを、我々は明らかにしてきた。」(T. H. Schwann (translated by H. Smith). *Microscopical researches into the accordance in the structure and growth of animals and plants*, pp.192-193, 1847.)

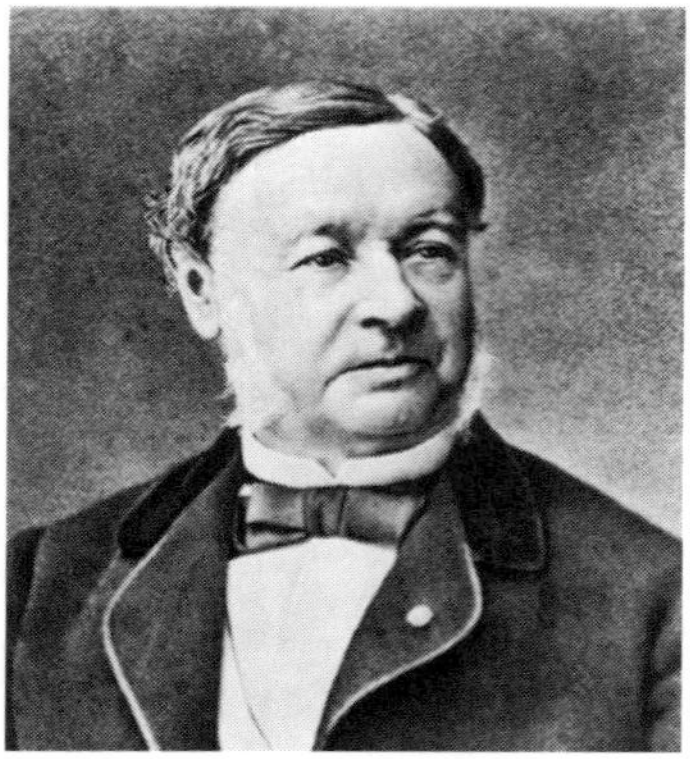

テオドール・シュワン
THEODOR SCHWANN

シュワンのこの細胞説についてウイルヒョウは、次に紹介する彼の『生理的及病理的組織学を基礎とする細胞病理学』の中で述べている。

「即ち、組織の形成に当って、最初のものとして先ず核小体が出現し、この核小体は形成液から析出されるのであるが、速やかにある一定の大きさに達し、その周囲に再び形成液から沈殿した小さな顆粒を生ずる、次いでこれが凝縮して膜を生ずる。」（ウイルヒョウ、一一頁）そして、「無形の形成液から細胞が形成されるというこの見解は、通常総括的に細胞説……正確には細胞自由形成説というべきである……といわれている」（ウイルヒョウ、一一－一二頁）と述べて、その限界を厳しく批判した。

結局、シュワンの細胞説は、文字どおり新しく細胞に着目した点でビシャの組織病理学を越えた世界に立っており、医学史にその名を残すことになる。しかし人間という全体が最初に存在して、そこにある無形の形成液から細胞がつくられるとした点では、いまだヒポクラテスの世界を抜け出るものではなかった。

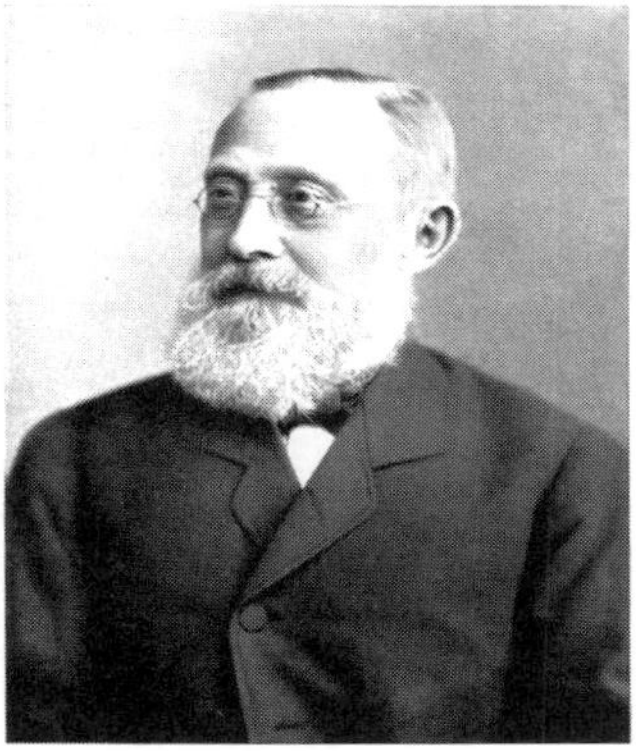
ルドルフ・ウイルヒョウ
RUDLF VIRCHOW

㈦ウイルヒョウ：「全ての細胞は細胞から」・細胞病理学

ヒポクラテスの世界を初めて突破したのは、ベルリン大学の病理解剖学の教授であったルドルフ・ウイルヒョウ（一八二一～一九〇二）である。

ウイルヒョウは、一八五八年に『生理的及病理的組織学を基礎とする細胞病理学』を発表して、次のように述べた。

「現在では、病理学に於いても次の如き一般原理を樹立し得る所まで到達している。即ち、一般に新しく起る発生というものはない。従って、個々の部分の発生に関しても、全有機体の発生における全く同様に、偶然発生は否定される。我々は不消化性の粘液から回虫が発生することを承認しない。また、動物性あるいは植物性の分解物残渣から滴虫や菌や海藻が発生することを認めない。それと同じように、生理あるいは病理組織学に於いて、なんらかの非細胞性の物資から、新しい細胞が構成される事を承認するわけには行かない。細胞の生ずる処、必ずそこに細胞が先在していなければならない（総ての細胞は細胞から—Omnis cellula e cellula）。」（ウイルヒョウ、二二一―二二三頁）

ウイルヒョウは、シュワンの細胞自由形成生説を否定した。そして詳細で緻密な組織の顕微鏡所見から、ビシャが「器官」の下に独自に罹患すると認識した「組織」を発見したのと同じように、「組織」の下に「細胞」の世界を発見し独自に罹患すると報告したのである。

つまり人間の疾病は、人間全体がなるものではない。「細胞」が自律的に自分と同じ「細胞」をつくる、その「細胞」の存在様式の異常が疾病である。そしてウイルヒョウは、「細胞は同時に本来の疾病の単位たるべきものとして理解しなければならない」（ウイルヒョウ、九一頁）と述べた。

「細胞」の存在をシュワンに学び、そして「全ての細胞は細胞から」として「細胞」が疾病の単位であるとした認識は、ビシャの「組織が単独に罹病する」とした認識を可能とした知見、つまり「組織」の変化が「あらゆる器官において本質的に同じである」という知見に同じく、「細胞」の変化が「あらゆる組織において本質的に同じ」という知見に到達したことによるのに違いない。そのことは彼が自著の名称を「組織学を基礎とする細胞病理学」としていることが端的に示しているように思える。

この時から、医学の主流は病人の顔や身体の「症状」を観察することではなく、まさに顕微鏡で細胞をみて、肺炎であるとか、肝炎であるという、「細胞」の状態の観察をもとに診断を下すことになったといえる。

ウイルヒョウは、また次のように述べている。

「生命の性格と単位は、ある高度なる組織のある一定の点、例えば人間の脳にこれを求めることの出来るものではない。それは、ただ個々の細胞自身の中に例外なしに具備されているある一定の機構の中にのみ、求められるべきものである。」(ウイルヒョウ、一六頁)

ウイルヒョウが生命の性格と単位は、人間の脳にこれを求めることはできないと述べた時、おそらくガレノスが「運動と感覚を含め、器官のより高次の機能を担っている」(Singer, p.58)として最も重視した霊魂生気のことが頭にあったと思われる。そして人間の生命は、細胞の中の一定の機構に求められるべきであるとされた時、人類は、この認識によって「病気」が「人間」から絶縁され、まさに人類の医学がヒポクラテスの世界を突破する地平に立ったということができる。

ウイルヒョウは、「医学が今日に到るまで辿って来た過程をみると、古代の液体感と固体感の論争が、今なお継続していることを知るのである」（ウイルヒョウ、一九頁）と述べている。ここに古代以来の液体病理学と固体病理学の長い論争が、身体の一部である「細胞」が病気になるという細胞病理学によって止揚され、人類の医学は新しい時代を迎える道を見出したといえる。しかし、細胞は確かに身体の部分であることは間違いないけれども、その細胞が今日の時点で見れば、人間という「全体」にも匹敵する「全体」であるということを確認しておかなければならないはずである。

三．症状の医学への挑戦

イギリスは、十八世紀、機械による生産手段が急速に普及して、工場による生産方式がすすみ、多数の労働者が生まれ、人口の都市集中が起こるという産業革命の時代を迎えた。ジェームス・ワット（一七三六～一八一九）が蒸気機関の改良に成功したのは一七六五年、一七七一年には、リチャード・アークライト（一七三二～一七九二）が水力紡績機を発明した。

(一)病院の興隆：産業革命の時代

こうして工場による生産の時代になり、都市にたくさんの労働者が集まってきた。その人たちは、職を失うとその日から生活に困る。そして路頭に迷い、劣悪な衛生環境の中で病魔が彼らを襲う。そして当然、そのような路頭に迷っている病気の人たちを収容するための施設が必要になってきた。そのような目的でつぎつぎと病院が設立されてきた。最初にできたのは、ロンドンのウェストミンスター病院で一七一九年のことである。

イギリス経済史の研究家として高名な大河内暁男先生が、『近代イギリス経済史研究』の中で、次のように述べている。

「議会下院には、全国各地から、道路の悪状態を非難し、かつ、その補修を要求する、いわゆる道路修理請願が殺到したのであった。この道路修理請願は、十八世紀に入るまでは、ごくごく散発的にしか見当らず、名誉革命後十七世紀末までに合計五例を数えたにすぎない。しかるに、十八世紀に入って、十年代頃からその数を増し、二十年代以降は年々数十例にも達して、下院においてきわめて重要な議題のひとつになったのである。」(大河内暁男『近代イギリス経済史研究』四三－四四頁、岩波書店、一九七一年)

国の道路が傷み始める頃、人間の身体も傷み始めたといえるかも知れない。道路の請願が殺到する頃、病院の建設も始まった。産業革命へ向けた人々の胎動が、新しい社会の扉を開き始めていたのである。

沢山の患者が神殿や修道院にあつまったという時代から修道院を解体しているイギリスでは「病院」という名の施設が新しく建設され、「労働者」という名の多数の患者を収容するという時代になり、人類の医学が新しい展開を迎える状況を手にすることになった。

(二)シデナムとブールハーヴェ:観察と記録・症状の医学の伝統

ヒポクラテスの医学の最大の特徴は、「参拝者・巡礼者の医学」という伝統の中で、頑固に「頭から踵まで」の症状の詳細な観察と記録の重要性を強調したことである。

ヒポクラテスの「症状の医学」の伝統は、中世のヨーロッパにおいて広く継承された。とくに有名なのは、イギリスのトーマス・シデナム(一六二四〜一六八九)である。

シデナムはオックスフォードで医学を学び、ケンブリッジ大学からドクトル学位を受けた。ヒポクラテスを深く尊敬して、症状の「観察と記録」を基本とする医療を行い、その成果をもとに一六六六年、『医学の観察』を発表した。そして症状の正確で詳細な観察をもとに、「人間全体」が罹る病気の基本的な病型としての「疾病分類」を行った。その疾病分類の中で、流行性疾病は「大気中の眼には視えぬ有害因子、すなわち『瘴気』によって成立する」(小川、六〇八頁)と主張した。彼は終生、熱心なヒポクラテスの信奉者であり、「自

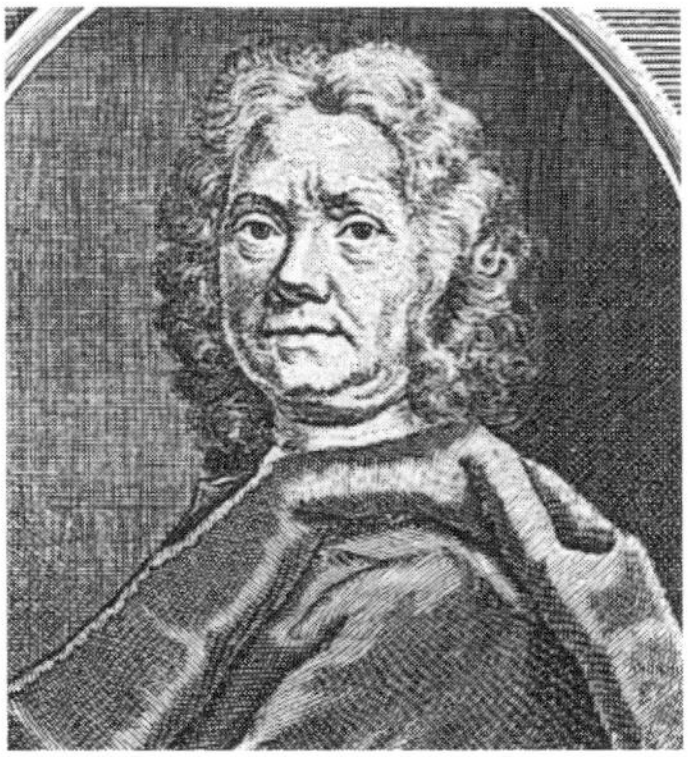

ヘルマン・ブールハーヴェ
HERMANN BOERHAAVE

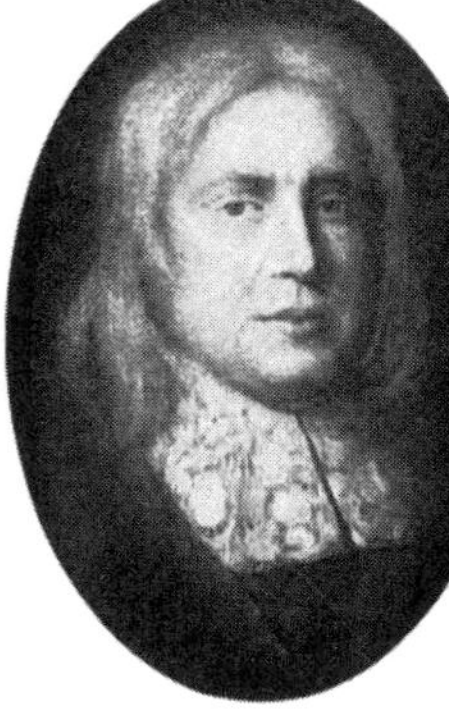

トーマス・シデナム
THOMAS SYDENHAM

然は最良の医師なり」というヒポクラテスの格言を遵奉し、ロンドンの市井の開業医として生きた。そのためイギリスのヒポクラテスと呼ばれた。そのシデナムを尊敬し、継承したのは、ライデン大学内科学教授のヘルマン・ブールハーヴェ（一六六八～一七三八）である。

ブールハーヴェもまた観察と記録を重視して、一七〇八年に『医学論』、一七〇九年に『病気の診断と治療の指針』を発表した。そして詳しい病歴の聴取、正確な現症の記述と分析、診断、治療法の設定、予後の判定を原則とした、今日につながる臨床診療の定石となった方法を確立した。

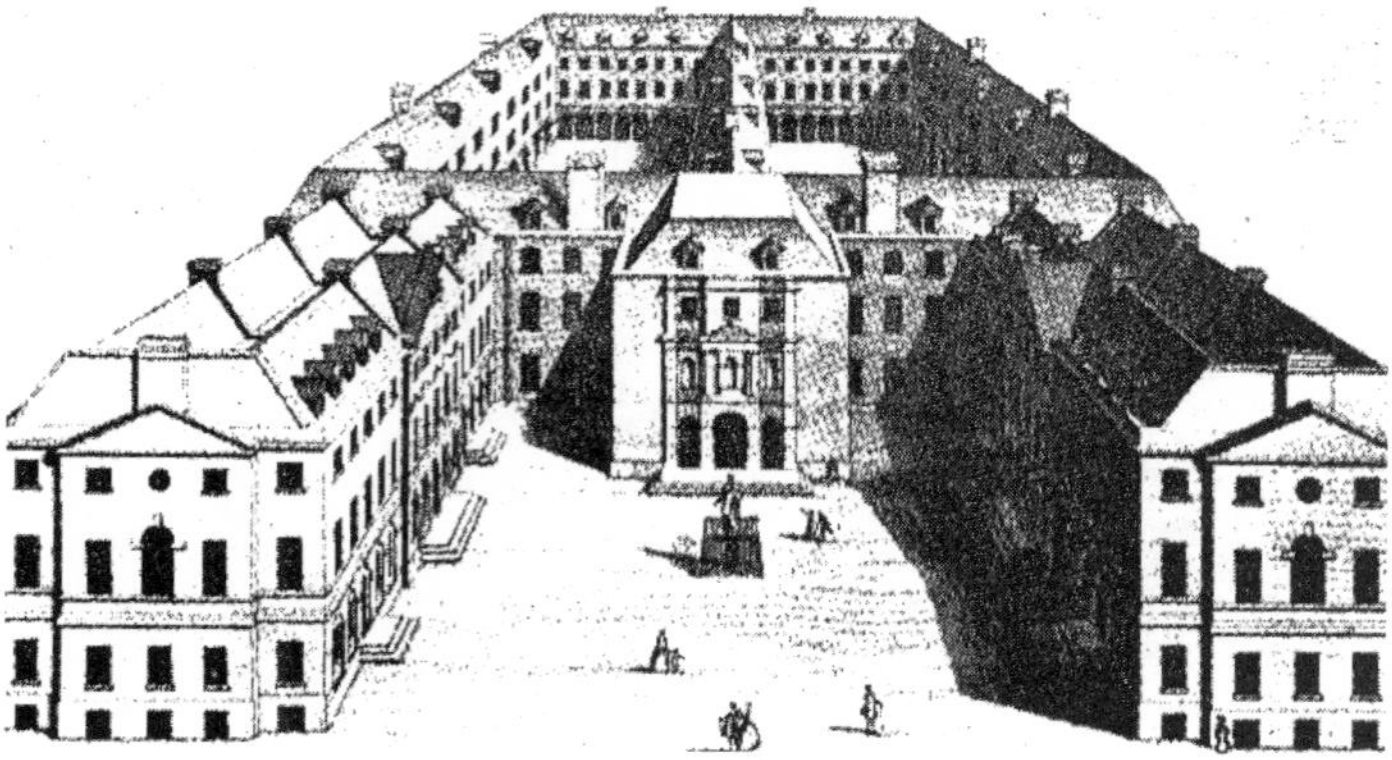

ガイ病院（1738年）

㈢ブライト：症状の中に病気を発見・診断学

シデナムやブールハーヴェが伝統的な医学を継承する中で、その症状の詳細な観察と記録という伝統の上に新しい医学の世界を開いたのは、ロンドンに興隆してきた病院を舞台として登場してきた若い医師たちである。

こうして生まれてきた病院は、基本として「多数の患者を同時に診ることができる」ということ、そして、亡くなった患者の「病理解剖ができる」という特徴がある。

多数の患者を診ることによる症状の共通性の把握によって疾病概念の整理をすることの意義はラマッツィーニによって示されている。また多数の病理解剖を行うことによって発見された偉大な知見については、モルガーニやビシャによって報告されている。

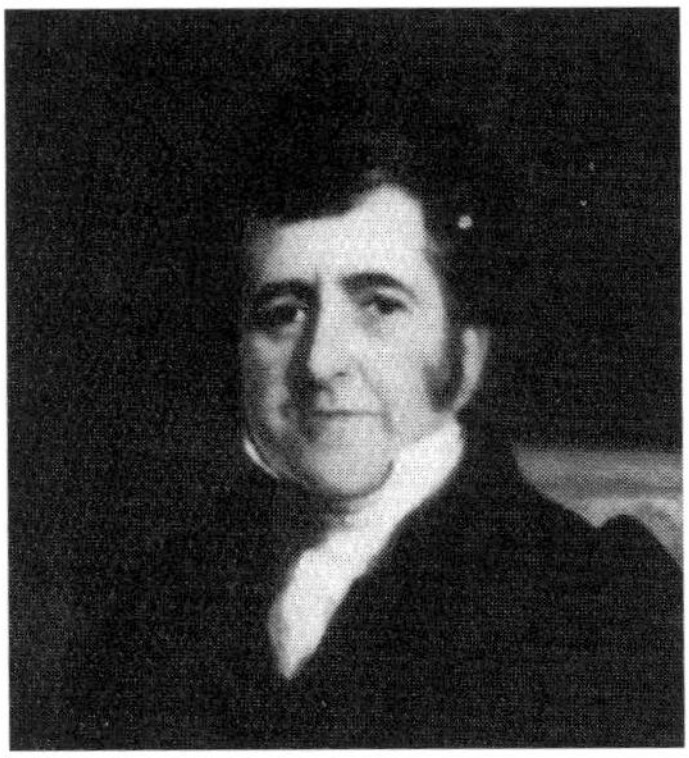

リチャード・ブライト
RICHARD BRIGHT

一七一九年、最初の篤志病院としてウェストミンスター病院が開設され、十八世紀から十九世紀にかけて今日につながる篤志病院がぞくぞく建設された。新しい病院の中でとくに有名になったのは、一七二一年に設立されたロンドンのガイ病院である。(C. E. Handler (ed.). *Guy's Hospital 250 Years*, Guy's Hospital Gazette, 1976.)

この病院は聖トーマス病院の姉妹病院として、聖トーマス病院で見放された患者を引き受けるということを目的として設立された。そこにリチャード・ブライト(一七八九〜一八五八)という医師がいた。

「多様な症状を有する多数の患者が集まる」、そして「亡くなった患者の病理解剖ができる」病院という場所の特性の上に、「専門の病棟を用意して、患者の症状による患者の区分収容を行う」ことによって、患者のグループ化を初めて行ったのはブライト医師である。

ブライトは、「二十世紀の医療における専門分化の道の扉を開いた人である」(A. S. Lyons and R. J. Petrucelli, II. *Medicine - An Illustrated History* -, p.516, H.N. Abrams, 1976.)と紹介されている。ブ

ライトが導入した、固有の症状のいくつかに注目して「区分収容」するという方法は、症状の共通性をもとに疾病概念の整理を行い働く人たちの疾病を報告したラマッツィーニの手法を学んでいると思われる。そして、ラマッツイーニが立った「頭から踵まで」の「人間全体」を「一つの全体」として診るという伝統の考え方から一歩を進めて、特定のいくつかの症状を選択し当該の患者を区分収容する方法を導入し、亡くなった時には「病理解剖」を行い、診断の正確さを確認することによって疾病の診断法に画期的な基盤を提起した。患者を診る方法として歴史的な飛躍があった。

ブライト病の報告

ブライトは一八二七年に、身体に浮腫、たんぱく尿、病理解剖で腎臓に器質的病変という、三つの症状がそろった症例を二十四例報告した。(W. B. Ober (ed.). *Great Men Of Guy's*, pp.63-162, Scarecrow Reprint Corporation Metuchen, N.J., 1973.)

この病気は、報告したブライト医師の名前をとって「ブライト病」と呼ばれた。ブライト病は、まさに人類が発見した初めての病気であるということができる。区分収容という方法によって、新しい病気が次々と発見されてきた。こうして発見された「病気」については、「病気」という一般的名称ではなく、これ以降「疾病」という名称で呼びたいと思う。

ガイ病院は、「ガイ病院の偉大な医師たち」ということが言われた。ガイ病院の医師であった、医者であれば誰でも知っているようなトーマス・アジソン(一七九三〜一八六〇)やトーマス・ホジキン(一七九六〜一八六六)は、ブライトの生みだした方法を使って新しい「疾病」、アジソン病やホジキン病を発見し歴史にその名を残している。

ヒポクラテスの医学では、最初に人間がいた。その人間が病気になり、「病人」になった。ブライトは、その「病人」が有する多様な「症状」の中に一定の「症状」の特性に注目して「症状」による区分収容、つまり「病人」のグループ化を行った。そして共通の「症状」を有する「病人」の状態を固有の「疾病」であると認識した。

一八二七年にブライトの報告した症例は、「病人」という視点に重ねて「症状」による「病人」のグループ化を行うことによって発見した、最初の「疾病」であった。そしてこの「病人」のグループ化を行い、「疾病」を発見するという作業が近代医学の「診断学」である。ロンドンに開設された多くの病院に、この「診断学」を教える医学校が次々と生まれてきた。一八〇〇年までには付属の医学校をもった病院は、聖バーソロミュウ病院、聖トーマス・ガイ連合病院、ロンドン病院の三か所だけであったが、一八五八年には十二か所に達している。

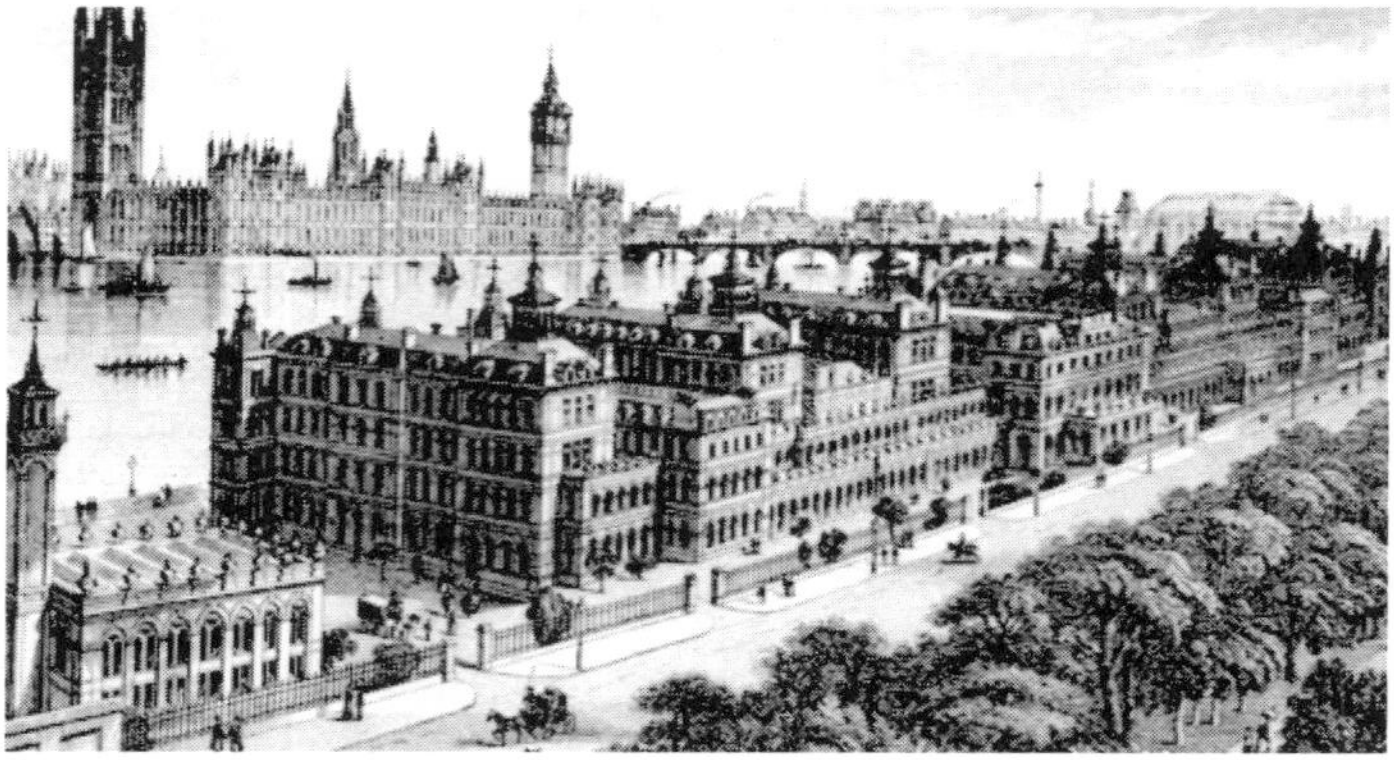

新築された聖トーマス病院（1871年）

こうして医学は、「人間全体が病気になる」、つまり「病人」が存在するという時代から脱皮して新たに「症状」による「病人」のグループ化を行い、医療の専門分化を進め、「疾病」を発見し薬による治療を行い、そして患者が亡くなった時には「病理解剖」を行う、そういう時代を迎え、病院を舞台とする医学の時代へと大きな発展をみせた。人類の医学は、病院を基盤に「症状」に追随した医学から、「症状」の中に「疾病」を発見するという戦略を持った新しい地平に立ったのである。

上の絵は、一八七一年に新築されたロンドンの聖トーマス病院である。向こうにテームズ河が見えて国会議事堂が既に存在している。オープンした当時のまさに威厳を誇る様子を描いたもので、文字どおり病院の時代を迎えているという感じがする。

四．瘴気論への挑戦

西洋医学の原点とされるヒポクラテスの医学は、多数の人を一挙に襲う流行病は患者の呼吸空気の中に含まれる「瘴気（ミアズマ）」によって起こると理解した。「瘴気論」である。このヒポクラテスの医学の長い伝統の考え方をもとに「衛生」という観点に立って、地域の環境のあり方を厳しく問い、人類の医学に新しい世界を開いたのはペッテンコーフェルであり、住民の生活における衛生、また患者の病室のあり方を問うたのはナイチンゲールである。そして、その瘴気論の限界を克服して画期的な調査と実験、発見によって、瘴気論の世界に新しい展望を開いた天才がスノーであり、パスツールであり、コッホであり、フレミングである。

(一)ペッテンコーフェル：瘴気論・「衛生学」

マックス・フォン・ペッテンコーフェル（一八一八～一九〇一）は、ミュンヘン大学で医学を学び、一八四七年に同大学の栄養化学教授に就任し、一八六五年に衛生学教授に就任して衛生学教室を開講した。ヒポクラテス、ガレノスの医学では、動脈と静脈をどうしてもつなぐことができなかった。そして動脈によって吸気からつくられる生命生気が運ばれ、静脈では肝臓でつくられる自然生気、栄養分が運ばれると考えた。結果として大事なのは、環境中の空気の清潔管理と摂取する食物の栄養管理であるということになる。ペッテンコーフェルが栄養化学と衛生学の道に進み、教授になったことは、彼がヒポクラテス、ガレノスの医学を如何に深く信奉し、継承することを重視していたかを示唆している。

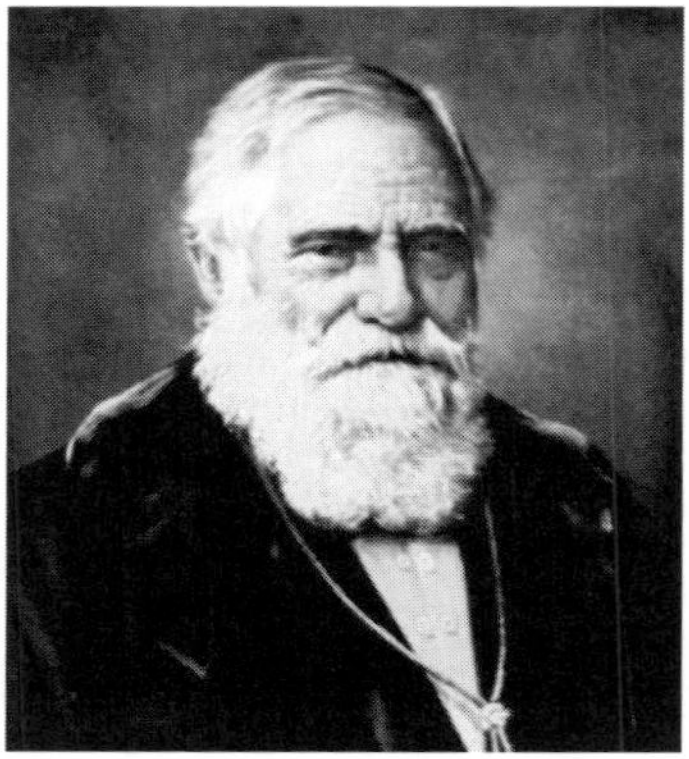

マックス・フォン・ペッテンコーフェル
MAX JOSEF von PETTENKOFER

流行病・XYZの三つの原因

ペッテンコーフェルは、「コレラの流行にはXYZの三つの原因が必要なのであって、Xは一種不明な病原体であって、あるいはこれはコンマバチルレン（コレラ菌のこと）かも知れない。しかしこのXだけではコレラは発生もしないし、流行もしない。この他にZなる個人的素因を必要とするし、なおまことに重要なのはYという時処的要因、即ち土壌の条件である。病原体は人から人へと直接に感染するものではなくて、これがいったん土壌に入り、土壌の条件が好適なる時にはじめて増殖しえて人をして発病させる力をもつにいたるのである」(田波幸男『公衆衛生の発達』二〇三頁、日本公衆衛生協会、一九六七年)と考えたとされている。

ミュンヘンでは、彼の考えのもとに都市計画が作成され、下水道工事も行われた。そして、市民のコレラによる死亡率の減少に効果を挙げていたのである。その経験から、彼はコッホがコレラ菌を発見した後も、自分の「土壌の条件」説を引き下げることはできなかった。そして一八九二年(明治二十五)十月七日、コッホの弟子のガフキーからコレラ菌の提供を受けて、自らコレラ菌を服用したというのは有名な話である。結果、重篤なコレラの発症には至らなかったが、コレラ菌によると判断される下痢が発症したことは否定できなかった。

明治二十六年(一八九三)一月三十一日発行の大日本私立衛生会雑誌に、ペッテンコーフェルの次のような文章が掲載されている。

「ロベルト、古弗及多数ノ従属者ハ彼等ノ信ズル如ク将ニ云フナルベシ　余及インメルヒハ『コンマバチルレン』服用後軽度ニシテ死亡ノ終期ヲ見ザルモ　実ニ虎列刺症状ヲ呈セシコトヲ證明スルニ外ナラズト　余ハ実ニ余輩ノ敵手ニ此満足ヲ与ヘシヲ悦ブトイエド

モ　虎列刺流行ハ　只X及Zヲ以テ充分ナリトシ　決シテYヲ要セズトノ彼等ノ説ニハ余ノ流行的説ヨリシテ信服スルヲ得ズ」（大日本私立衛生会雑誌一一六号、五一六頁、明治十六年）

この当時のわが国の医学雑誌に、前年十月にドイツであったことが翌年の一月にすでに報告されていることには驚かされる。人々のコレラへの関心がいかに大きなものであったかを示している。

コレラの流行には、「一種不明の病原体X」、「土壌の条件Y」、「個人的素因Z」という三つの原因が不可欠であり、土壌の条件Yを認めない考えには同意できないとして、「病原体は人から人へと直接に感染するものではない」とペッテンコーフェルは主張した。三つの原因を吟味すれば、「一種不明の病原体」はコッホの細菌学によって、また「個人的素因」はパスツールのワクチンによって、それぞれの役割が解明されたと考えることができる。そして、「流行的説」ということに関しては「土壌の条件」が無関係ではないことは、ミュンヘンなどで自分が明らかにしてきたと彼は言いたかったに違いない。確かに眼には見えない小さな生物が病気の原因であることは否定できないとしても、伝染、流行ということに土壌がつくる瘴気、悪い空気という、生活環境の要因が関係していないことを示していることにはならない。そして、現代の衛生学も公衆衛生学も、その点をこそ課題として生まれ、取り組んでいる。コレラ菌を自ら飲むというようなペッテンコーフェルの無鉄砲で無謀のようにさえ見える、身を挺した行為によって支えられてこそ、今日の人類の医学の一翼を担う衛生学の理念が守られたと考えることができる。

東京大学衛生学教室

明治十九年(一八八六)にわが国の最初の東京大学衛生学教室の教授に就任した緒方正規(一八五三〜一九一九)が教授就任に先立ち、ドイツのペッテンコーフェルの教室に留学したのは明治十三年である。緒方は、帰国後もペッテンコーフェルの命日である二月十日には教室員を集め、彼の高徳を偲んだということがあったそうである。(衛生学の黎明期を語る〈座談会〉、日本医事新報 1956 : 29-57 ,1961.)このことは、わが国の衛生学の発展がペッテンコーフェルの影響を強く受けていることを示唆している。

(二)ナイチンゲール:スクタリ陸軍病院・看護論

瘴気論の考えの上に立って、人類に新しい看護の世界を切り開いた天才は、フローレンス・ナイチンゲール(一八二〇〜一九一〇)である。彼女は、ヒポクラテスの医学の理念に立って、自らの看護論を構築した。そのことは、彼女が一八六〇年に発表した有名な『看護ノート』の冒頭に記された、次の文章に最もよく示されている。

衛生の確保

「病気を観察すると、個人の家でも、公共の病院でも、経験のある観察者を強烈に印象づけるのは、一般に病気によるもので避けられない、あるいは病気の結果であると考えられている症状や苦痛は、きわめてしばしば病気の症状というものではなく、全く別のもの、つまり新鮮な空気や光、暖房、静寂、清潔、食事の管理における厳密さや心配りの、それぞれ、あるいは全ての欠如によるものであるということである。このことは、個人の家、あるいは病院の看護でも全く同様である。」(F. Nightingale. *Notes on Nursing*, p.5, 1860.)

ここで述べられた「病気の結果と考えられている症状や苦痛」が「病気の症状でない」とすれば、住民の生活における衛生の確保によって、「症状や苦痛」に対する予防や世話に当たるのは医師ではなく看護師のはずであるとナイチンゲールは考えた。つまり「病気の結果と考えられている症状や苦痛」に対する予防や世話は「新鮮な空気や光、暖房、静寂、清潔、食事の管理」、つまり「衛生の確保」

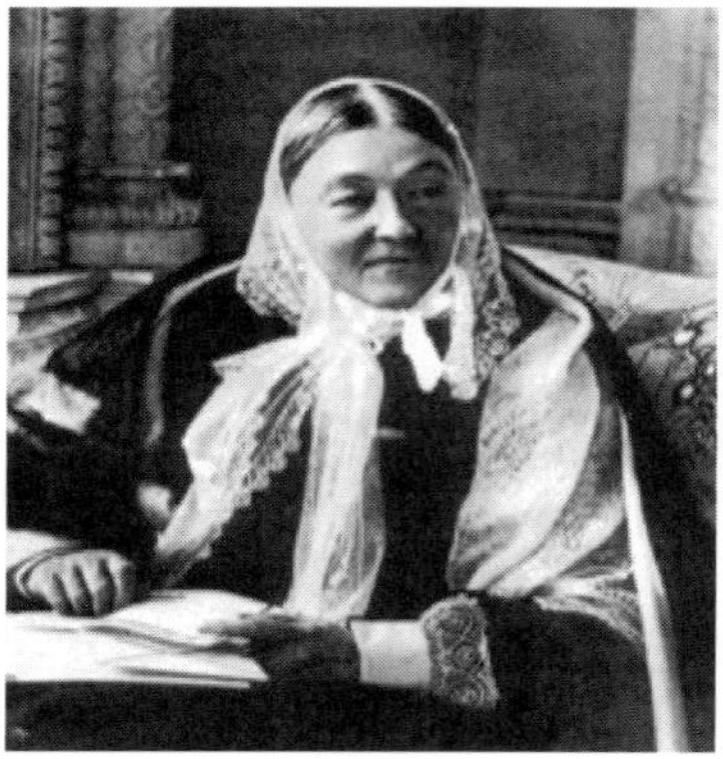

フローレンス・ナイチンゲール
FLORENCE NIGHTINGALE

を行うことである。だとすれば、それは看護師の仕事である。そこに彼女の看護論の出発点があった。彼女はまた、こう述べている。

看護の原則

「看護の何よりも第一の原則、看護師の注意が注がれなければならない、最初にして、最後のこと、患者にとって何よりも不可欠のこと、そのことを欠いてはあなたが患者のためになす全ての世話が意味をなさなくなること、そのことのためにはすべての世話を後にしてもよいといつも述べてきたこと、それは患者が呼吸する空気を外の空気と同じように、患者の身体を冷やすことなく、ピュアに保つことである。」(Nightingale, p.8.)

この言葉は、ナイチンゲールが呼吸空気に含まれる瘴気が流行病の原因であるとしたヒポクラテスの医学に傾倒し、彼の瘴気論を如何に強く信奉していたかを示している。ナイチンゲールは、クリミア戦争におけるスクタリの陸軍病院での経験をもとに、清潔と栄養の確保を原則とした看護の理論を打ち立てた。それによって、医師に対等な看護師の技術の立場を構築したのである。

彼女は、クリミア戦争の戦下にあったスクタリ陸軍病院に四十人の仲間と一緒に赴任して、スクタリ陸軍病院に入院している兵士の多くが入院の原因となった病気よりも、入院の間に感染した病気によって死亡していることに気が付いた。これに対し、病院の清潔と栄養の確保を行うことによって、それまで四二・七%もあった収容者の死亡率を一挙に二・二%にまで下げることに成功した。重要なことは、この死亡率の顕著な減少に医師の貢献はなかったということである。

病院の構造

ナイチンゲールは、病院の構造についても厳しい提言を行っている。

「病院の方角は最大限、南北にすべきである。太陽が出ている間、どちらかの窓からも陽が入るよう、窓は両側に設置すべきである。現在、最良の病院でそうであるように、少なくともベッドふたつにひとつの窓がなければならない。……窓の面積は、壁の面積の三分の一でなければならない。窓は床から二、三フィート、天井から一フィートに設置すべきである。熱の放出は平坦なガラス、あるいは二重ガラスによって減らすことができる。しかし、それによって温かさは確保できても陽の光、あるいは太陽光線の浄化作用や治療効果を確保することはできない。」(F. Nightingale. *Notes on Hospitals*, p.19, 1863.)

看護学校の創設

こうしてナイチンゲールは、スクタリの陸軍病院において瘴気論の考えに立って、患者の衛生確保、病室の清潔、適切な食事がいかに病気の予防、回復に有効なものであるかを自ら学び、経験する機会を手にすることができた。

ロンドンの病院では収容している労働者のために病室の清潔と患者の栄養の確保を行うというようなことは、どのようにナイチンゲールの主張があっても受け入れられなかった。しかしスクタリの陸軍病院に入院しているのは労働者ではない、兵隊さんである。早く病気から回復して再び戦場で戦ってもらわなければならない。結果として、病院における患者のための清潔と栄養の確保ということが可能となった。そして、自分の看護論を実践しその正しさに確信を持つことができた。

スクタリにおける彼女の功績に対して一八五九年、四万五〇〇〇ポンドの基金が与えられた。ナイチンゲールは、この基金をもとに一八六〇年、聖トーマス病院に看護学校を創設した。こうして近代看護制度の構築に向けた第一歩が始まった。近代看護制度は、ヒポクラテスの瘴気論を基礎として生まれたと言うことができる。

(三)スノー：コレラは水系感染・疫学研究

十九世紀になり、世界がヨーロッパ列強諸国の帝国主義と呼ばれる大きな展開の舞台となってくる中で、人類の流行病の姿が新しい様相を見せてきた。その代表がコレラである。コレラは、それまでインドの地方病であった。そのコレラが、列強諸国の国境を越えた発展を背景に世界の流行病となった。コレラとの闘いを通じて、二千年以上の西洋医学を支えてきたヒポクラテスの医学の伝統の「瘴気論」との闘いに、最初に名乗りをあげたのが、ロンドンの医師ジョン・スノー（一八一三〜一八五八）である。

　イギリスに初めてコレラが上陸したのは、一八三一年十月二十三日、ダラム県サンダランドであったとされている。この時、一八三一年から三二年の流行では約二万二千人の死者があり、続いて一八四八年から四九年の流行では五万五千人、一八五三年から五四年の流行では二万四千人、一八六六年の流行では一万四千人のそれぞれ死者があり、計四回の大流行があった。（B. J. Morris. *Cholera 1832*, pp. 11-13, Croom Helm, 1902.)

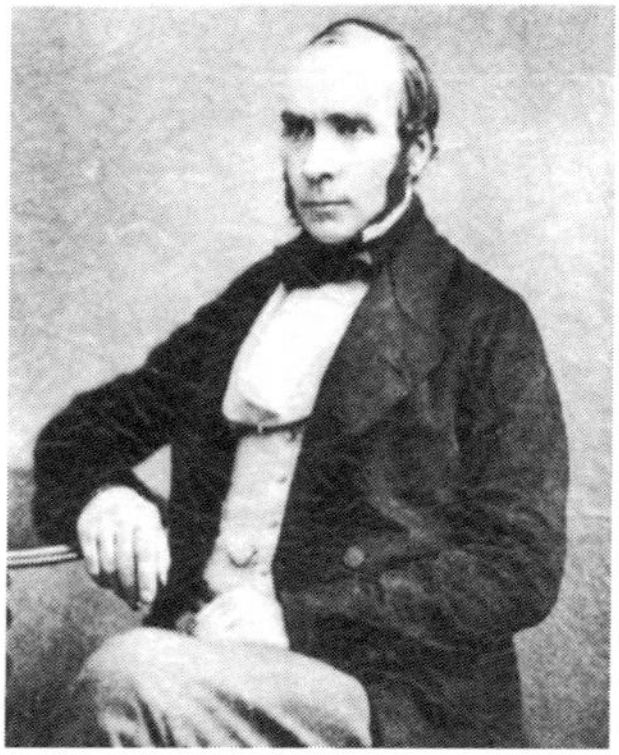

ジョン・スノー
JOHN SNOW

　スノーは、オックスフォード大学やケンブリッジ大学など大学で医学を学んだ人ではない。一八二七年、十四歳のときにニューキャスル・オン・タインに向かい、そこで外科医の弟子となって医学の勉強を始めた。そして、一八三一年、三二年のコレラの流行がニューキャスルを襲ったとき、コレラ患者の診療を不眠不休で行い、かけがえのない経験をした。このときの経験によって、スノーはコレラという病気について、深い理解を持つことになったとされている。

ブロード街のコレラ流行

一八四八年から一八四九年の流行時には、瘴気論はいまだその全盛期にあったとされている。その一八四九年にロンドンでスノーは、瘴気論では説明できない事実を報告した。一八五三年の流行の経験からスノーは、自分の主張の正しさに確信を深め、そして一八五四年の夏のことである。

「八月の末には、ゴールド広場ブロード街近辺には、コレラ患者はほとんどいなかった。そして八月三十一日から九月一日の夜に始まったいわゆる流行は先例にもれず、文字どおりものすごい勢いで病気をつくり出した。……この週にこの地区では八十九名のコレラによる死亡者が登録されていた。……このうち、決定的に他の通りのポンプの方が近いと判断される家では十名の死亡者しかいなかった。……結局、調査の結果は、先に述べたポンプ給水の水を飲むという習慣の人たちの中にしか、ロンドンのこの地域では特別なコレラ

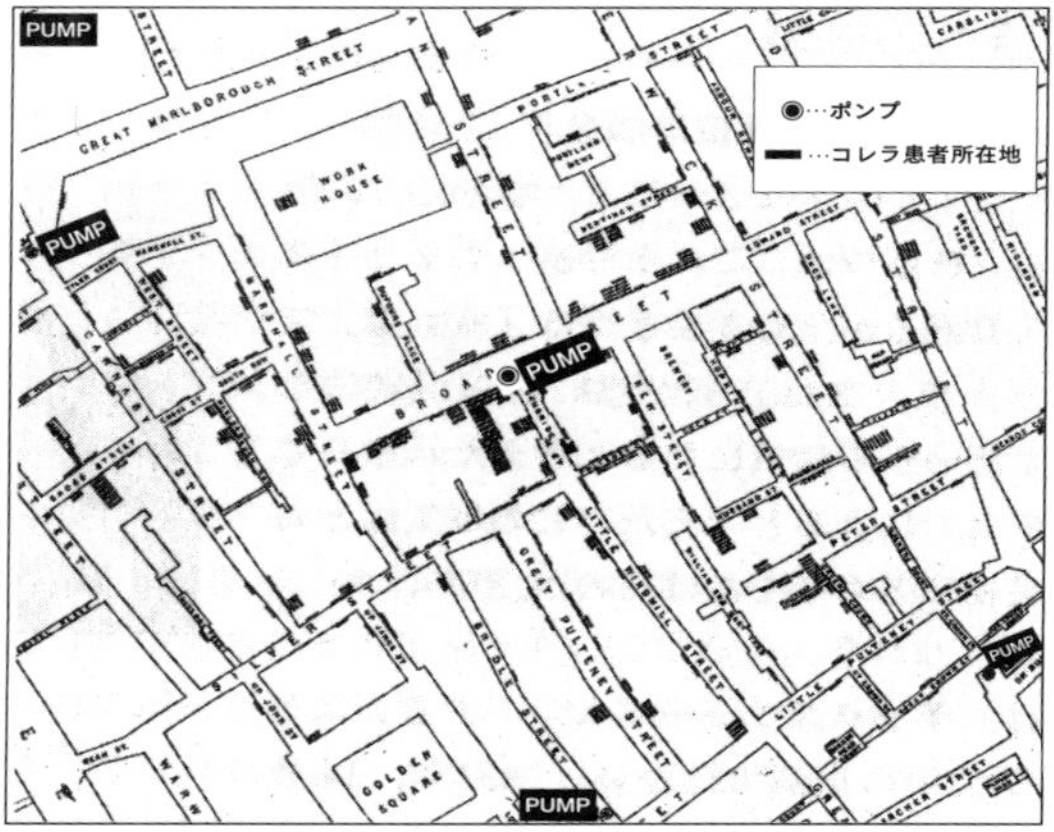

コレラによる患者の所在地とブロード街のポンプ

の流行、あるいは増加はなかった。九月七日木曜日の夕方、私は聖ジェイムス貧民保護委員会を訪問し、彼らに上記の事情を説明した。私の意見に従って、ポンプの給水栓の柄が翌日とり除かれた。」(J. Snow. *On the Mode of Communication of Cholera*, pp.38-40, John Churchill, 1855.)

スノーは、このコレラの侵入の状況と範囲を知ったとき、ただちにブロード街の非常によく使われる街頭ポンプの水の汚染に疑いをもった。地図で見るとほとんどすべての死亡が、ポンプに近い所で起っていることがよくわかる。詳細な調査の結果、先に述べたポンプの水を飲むという習慣の人たちの中にしか、ロンドンのこの地域では特別なコレラの流行、あるいは増加はなかったということを、スノーは報告した。

こうして流行病コレラの原因が瘴気という悪い空気によるものではなく、具体的に特定のポンプの水を飲んだ人に限られているということが明らかになった。そして、スノーの報告を受けてこのポンプの柄が取り除かれたが、柄を取り除くより前にコレラの流行はすでに下火になっていたということがあり、最終的に柄を取り除いたことの効果を明らかにすることはできなかった。結果としてポンプの水が原因であるということを、直接、証明することができなかった。これに対しスノーは、コレラは水系によって伝染するということについて、さらに決定的な報告を行った。

症例対照研究の実施

「一八四九年後期から一八五三年八月まで、ロンドンにはコレラの流行はなかったが、この間にひとつのことが行われた。ラムベスという水道会社が、一八五二年、ロンドンの下水によって汚染されない水を確保するために、ハンガーフォード・マーケットから河の反対側のテームズ・ディットンへ取水口を移したのである。しかし、ラムベス水道会社の給水を受ける地区は一定程度、ラムベス水道会社とサザック・ヴォクソール水道会社、両者の給水を受けていた。これらの地区では、両会社の水道管が全ての通りに設置されてい

た。」(Snow, p. 68)

こうして取水口を変えたという措置があったことを受けて、スノーは新しい観点に立った調査を行った。同じ「瘴気」の中にあると思われる地区に生活する、これら二つの水道会社の利用者の間のコレラの新たな発生状況を比較することを行ったのである。そして次のように報告している。

ラムベス水道会社の給水を受けている人は十七万三七四八人で、一八五四年十月十四日までの十四週間にコレラで亡くなった人は四六一人、人口一万人に対し二十六人であった。一方、サザック・ヴォクソール水道会社の給水を受ける人は二十六万六五一六人、同期間にコレラで亡くなった人の数は四〇九三人、人口一万人に対し一五三人であった。結果、両水道会社の死亡者の割合に人口一万人に二十六人と一五三人という明瞭な差が存在することが明らかになった。(Snow, p. 88)

スノーのこの調査によって、コレラが瘴気ではなく水系によって伝染することが、一層、明確になった。この調査の実施にあたってスノーにとっては、自らの利用する水道の会社の名前を知らない住民も多い中でラムベス水道会社の水とサザック・ヴォクソール水道会社の水をどのようにすれば区別できるかが最大の課題であった。スノーは次のように述べている。

「事実、二つの会社の水を化学検査によって、完全な確実さで区別できる方法を見つけることができなかったら、私は調査を行うことがほとんど不可能であったろう。私が使用した方法は、調査の時点における、この二種類の水の塩化ナトリウムの含量の非常に大きな差を利用したものであった。」(Snow, pp. 77-78)

ここにこそ彼の天才的なひらめきがあったと思うのであるが、海に面した湾ともいうべきテームズ河の特徴を考慮して、取水口の違う二つの水の塩化ナトリウムの含量を比較することを考えた。そして含量を比較するために、塩化ナトリウムと硝酸銀の化学反応を利用した。塩化ナトリウムの入った水に硝酸銀液を加えると白い沈殿が生じることは、中学生でも知っている。塩化ナトリウムの量の測定について、彼はこの反応を利用したのである。

人間の病気は、瘴気、悪い呼吸空気によって流行するというヒポクラテスの瘴気論は、西洋医学の基本の骨格となってきた。スノーの報告は、この伝統の瘴気論に決定的な打撃を与えた。しかしそれだけではなくこのスノーの採用した手法は、ラムベス水道会社の水を飲んだ人を症例、サザック・ヴォクソール水道会社の水を飲んだ人を対照とする、いわば「症例対照研究」ともいうべき方法であり、公衆衛生の世界に画期的な新しい地平を開くものであった。公衆衛生は社会の現象に対する対策にとどまらず、現象を生み出す要因を明らかにすることができる、かけがえのない手法でありうることを明らかにしたのである。だからこそ、世界中の疫学者が、スノーの報告は疫学研究の原点である、疫学研究のバイブルであると考えているのに違いない。

(四)パスツール：弱い病気の作成・ワクチンの開発

西洋中世では、「瘴気論」という考えとともに、「自然発生(spontaneous generation)」ということがいわれ、腐敗や発酵、あるいは蛆虫などの発生は「自然」に起こる現象であるとされた。ギリシア時代のアリストテレス以来、西洋社会では自然発生の存在は広く信じられてきた。十七世紀になっても蛙を発生させたり、鰻を発生させたりする方法が報告された。先に述べたように、シュワンも一八三九年に自然発生説に立った細胞説を主張した。

この自然発生説を打破するため、ルイ・パスツール(一八二二〜一八九五)は極めて巧みな実験を沢山行ったが、自然発生説の間違いを明らかにする実験を行えば行うほど、彼が「小さい生物(germ)」と呼んだ、目には見えない小さな生物の存在が明らかになってきた。そしてパスツールは、一八六四年四月七日に「ソルボンヌ夜間科学講演会」において行った演説を、次のような言葉で終えている。

「さて、皆さん、われわれが採り上げなければならない立派な題目がここに一つあると

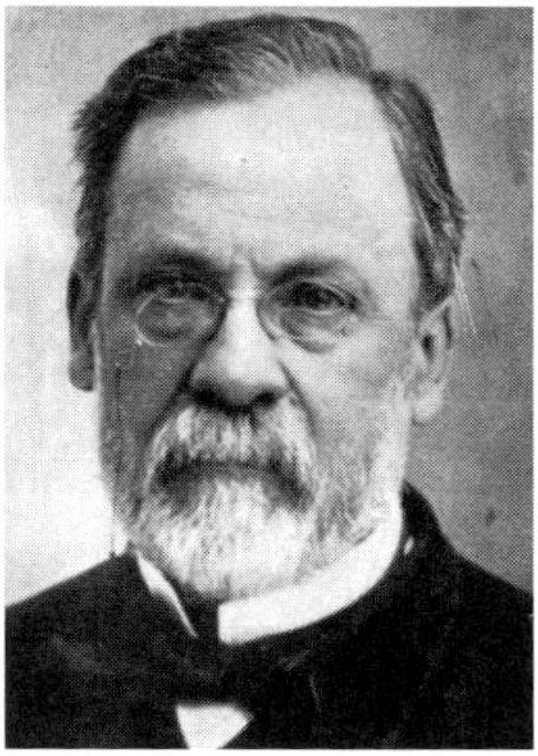

ルイ・パスツール
LOUIS PASTEUR

言えます。発酵の原因をなし、また地球の表面で生命をもっていたあらゆるものの腐敗と解体の原因をなす、この小さい生物の中のあるものが、天地万物の総体的調和のうちにおいて演ずる役割に関する問題がこれであります。この役割たるや、量り知れぬほど巨大であり、驚異的であり、まさにわれわれを感動せしめるものがあります。」（L・パスツール著・山口清三郎訳『自然発生説の検討』二〇一頁、岩波文庫）

この「小さい生物」の役割が量り知れぬほど巨大であり、驚異的であるという言葉は、きわめて的確にその後の「小さい生物」をめぐる医学世界における大きな動きを言い当てているように思う。

パスツールが天才的な多くの実験を行ったことは、彼がこの「小さい生物」を培養するのに極めて卓越した技術を持っていたということを示している。その培養にあたってパスツールは液体培地を使った。このことは非常に重要である。彼が液体培地を使ったことは、おそらくヒポクラテスの液体病理学の影響を受けていると思う。このことは、パスツールが人間全体が病気になると考えていたということであり、そのことがパスツールの「免疫学」という偉大な医学の体系の構築に対して、決定的な背景になったと思う。

ニワトリ・コレラの実験

ニワトリ・コレラという病気がある。これは家禽の病気で非常に重篤な病気であるが、その菌を彼は培養していた。スノーのブロード街のポンプの報告から丁度、二十五年目、一八七九年の休暇の後のことである。パスツールは、画期的な実験を行った。

休暇の後、培養していたニワトリ・コレラの菌を接種しても、ニワトリが病気を起こさなかった。この時、パスツールの天才的なひらめきがあったと思われる。休暇の後のニワトリ・コレラ菌を接種したニワトリは病気を起こさなかったけれども、体に何の変化も起こさなかったのか、そのことをパスツールは疑問に思った。パスツールは、先にニワトリ・コレラ菌を接種して病気を起こさなかったニワトリと何も行っていない元気なニワトリの二種類のニワトリに、本物の新しい培養菌を接種するということを行った。結果として、先にニワトリ・コレラ菌を接種したニワトリは元気で、初めて菌を接種したニワトリは全羽が死んでいることを発見した。

このパスツールのニワトリ・コレラの実験は人類の医学の歴史の中で最も偉大な実験の

ひとつではないかと思う。実験の結果に直面した時、パスツールは「ただちに、天然痘に対する牛痘のことを思った」(René Dubos. *Louis Pasteur –Free Lance of Science–*, p.327, Scribners, 1906.)とされている。エドワード・ジェンナー(一七四九~一八二三)は牛痘による種痘を一七九六年に行っている。天然痘は伝染力の強い、非常に怖い病気である。その天然痘に、牛の痘瘡にかかった人間は罹らないということからヒントを得て、ジェンナーは牛痘を用いた種痘法を開発した。そういうことが既にあった。しかし、そのジェンナーの種痘は経験的にその効果が判っているということであって、何故、罹らないのか、その理屈は判っていなかった。その理屈をパスツールはニワトリ・コレラの実験によって理解した。つまりニワトリ・コレラの実験から、パスツールは次の二つのことを理解したと思われる。

ひとつは、人間は一度病気になると、その病気に罹ったことを記憶しているということがあるのではないか。人間の頭脳に記憶ということがあるように、身体にもまた記憶ということがあるのではないか。そして二つには、そういう記憶ということがあって人間は同じ病気に罹らなくてもすむのではないかということである。

これらの二つの内容からすると、人間が病気に罹らなくするために大事なことは、接種しても病気を起こさない病気の原因物質を発見し、弱い病気をつくることである。ジェンナーの種痘に使われた牛痘による痘瘡は人間にとって、偶然、その弱い病気であったということになる。

この弱い病気の罹患によって本物の強い病気に罹らなくてすむ、病気を逃れることができるという考え方、これが「免疫」の考え方である。その弱い病気をつくる物質のことをパスツールはジェンナーに敬意を表して、牛痘のラテン名、Variolae vaccinae の vaccinae（牛のという意味）からとってジェンナーがつくったワクチンという名前で呼んだ。ワクチンというのは、休暇の後の菌のように時間をおいた菌とか、殺した菌、あるいは菌体の一部とか、要するに本物の病気に人間を罹らせたのと同じような効果をもたらすことのできる物質のことであるということになる。

「液体病理学」の継承

パスツールは誰でも知っている人類の恩人であるが、彼のことを一言で言うと、「弱い病気を初めてつくった人」ということになる。腐敗や発酵、あるいは蛆虫などの発生も「自然」に起こるという自然発生説に挑戦して、「小さい生物」の巧みな培養を行い、彼は「弱い病気」をつくる物質の作成に成功したのである。

結果として、パスツールは「液体病理学」の新しい世界を開いたといえる。人間が一度病気に罹ったら、その病気を憶えているということは、病気というのは人間全体が罹っているということをいみじくも示しているからである。身体の部分に病気の現象はあるけれども人間全体がかかっているから、人間はその病気に罹患したという現象を憶えているわけである。だとすると、パスツールの「免疫学」によってヒポクラテスの「液体病理学」が発展的に現代に継承されたといえる。

狂犬病の予防

一八八五年七月四日午前八時にヨゼフ・マイスターという九歳の少年が狂犬病に罹った犬に咬まれて、六日にパスツールのところに担ぎこまれた。その日の午後八時、噛まれてから六〇時間後にパスツールは、六月二十一日に狂犬病で死亡した死後十五日目のウサギの延髄を少年の右下腹部の皮膚の皺の下に接種した。そして七日の午前九時に死後十四日目、午後六時に十二日目、八日の同時刻に十一日目と十日目、そして九日から十六日まで毎日午前十一時に、それぞれ死亡してからの日が一日だけ新しいウサギの延髄を接種、十六日には前日死亡したウサギの延髄を接種して計十三回の接種を行って、少年の狂犬病の発症を抑えることに成功した。（軍医監L・デクール著・根津憲三訳『パスツールとその業績』三一九－三二〇頁、三省堂、一九四一年）

こうしてパスツールは、歴史上初めて病気に勝った。神様に勝ったのである。つまりパスツールは、人類の歴史の中で初めて病気に勝ち、病気に勝つ方法を明らかにした人であるということができる。

㈤コッホ：細菌学

パスツールは神様に勝ったような偉大な天才であるが、菌を培養するのに液体培地を使っていたので菌というものが存在することの証明はできたが、菌そのものを肉眼では見ることはできなかった。この課題に挑戦した天才がロベルト・コッホ（一八四三〜一九一〇）である。

パスツールは液体培地を使ったのに対し、コッホは固形培地を使った。シャーレの寒天培地の上に一つの菌を植えるとその菌が増えて大きな固まりになって、それが肉眼で見えるようになる。それをコロニーという。コッホはドイツ人である。ドイツはジャガイモの国である。コッホは、蒸したジャガイモの切り口に微生物が繁殖している様子にヒントを得て、固形培地を使って微生物の培養することを思いついたといわれている。コロニーは全部ひとつの菌から始まった菌の固まりである。

コッホがなぜ偉いかということを一言で言うと、「初めて肉眼で菌を見た人だから」と言えると思う。菌を肉眼で見ることができたということは、これほどすごいことはない。コッホは一八八二年に結核菌、一八八三年にコレラ菌の発見に成功した。そしてジフテリア菌やチフス菌など、多数の菌が次々と発見された。

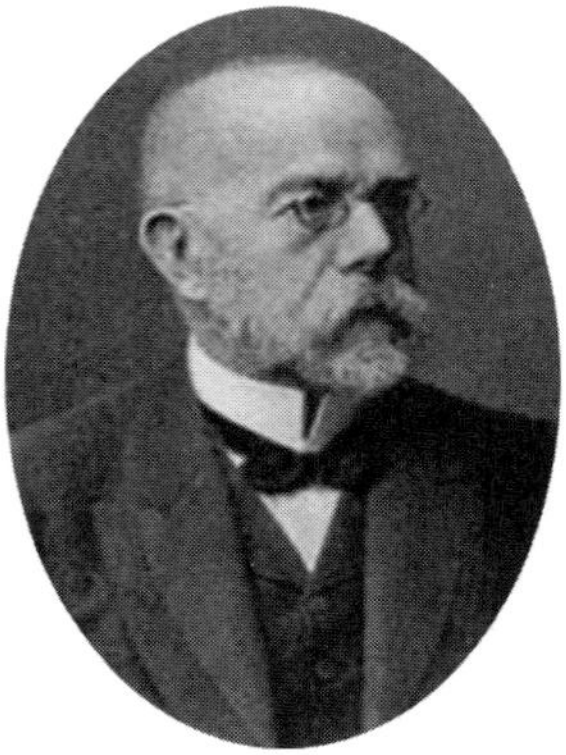

ロベルト・コッホ
ROBERT KOCH

コッホの三原則

コッホが行った方法はこうである。ある病気にかかっている動物、あるいは人間から病原体を含んでいると思われる物質、例えば便を採取して、その便を固形培地の上で培養する。そこに育ったコロニーから菌をとって別の動物に接種して同じ病気をつくることができて、その動物に同種の菌が存在することを示すことができれば、その菌がその病気の原因であることの証明になる。これをコッホの三原則という。こうした方法を樹立して、コッホはパスツールの「免疫学」に並ぶ、「細菌学」という医学の大きな体系を打ち立てることに成功した。

ウイルヒョウは、古代の液体観と固体観の論争が続いていると述べているが、液体観に立ったパスツールに対し、固体観に立ったコッホという感じがする。パスツールは液体培地を使い、コッホは固形培地を使った。液体培地の方が培地としての包容力が保持され易いのではないか。固形培地では、弱い菌は確保できなかったかも知れない。

北里柴三郎：破傷風菌の培養

コッホが固形培地を使ったというのは画期的なことであったが、培養という作業は培地に検体を塗るだけというように簡単なものではない。最大限、目的の菌だけが生えてくるようにする工夫が必要である。その工夫に成功して、嫌気性菌である破傷風菌の培養に成功したのが北里柴三郎（一八五三〜一九三一）である。

北里柴三郎は、破傷風菌の培養を行っていた。破傷風菌は他の菌と一緒にすると培養できるが、単独での培養にはどうしても成功しなかった。その培養に北里は成功した。一八八九年のことである。彼の伝記の中で、その間のことが次のように報告されている。

「先生は、断然破傷風菌の純培養を期して作業に着手した。……而して此の混在せる種々の菌は、果して分離して培養し得られぬものなるか否かを知らんが為、第一に試みられたのがゲラチンの穿刺培養であった。穿刺培養に於いて先生の炯眼に映じた特異の現象は、他菌は純培養に於いては好んで上表の近くに発育するに反して、破傷風菌にあっては下深部にのみ刺線に沿ひて発育する点であった。……先生は之によって破傷風菌はその発育に空気の存在を嫌うことを知った。……表面には何等菌の発育を見ず深部に至るに従って恰も蓑蟲状の菌集落を認めた。而して其の菌集落より作った標本には毎回必ず太鼓撥様の芽胞のみを認むるに至って、先生は欣喜措く能はず、着々各種の動物試験をも完成して、遂に之をコッホに報告した。」（北里研究所発行『北里柴三郎傳』四五－四六頁、岩波書店、一九三三年）

　こうして北里柴三郎は嫌気性菌である破傷風菌の純培養に成功し、人類の医学史にその不滅の名を残すことになった。

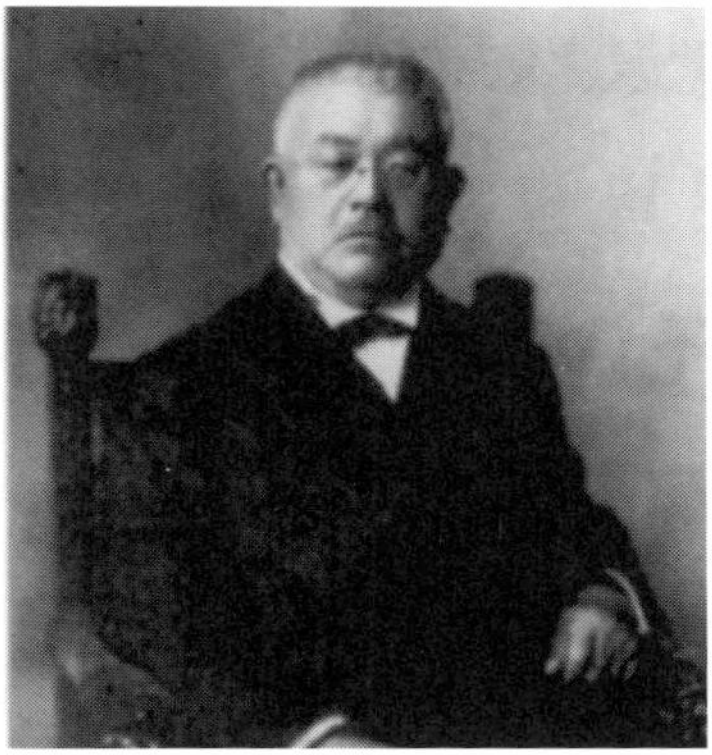

北里柴三郎
SIBASABURO KITASATO

㈥フレミング：一九二八年の汚染・抗生物質の発見

　コッホの最大の功績は、固形培地を使うことによって菌が見えるという状態をつくることに成功したことである。そして、そのことが一九二八年のロンドンの聖メアリー病院の医師、アレクサンダー・フレミング（一八八一～一九五五）によるペニシリンの発見につながった。これこそまさに「菌が見える」ということの上に達成された、「抗生物質の発見」という人類にとって医学の歴史を画する、あまりにも大きい発見であった。

ロンドンの聖メアリー病院の医師フレミングがペニシリンを発見したとき、彼は病院のいつもの部屋でブドウ状球菌の培養を行っていた。そこへペニシリウム・ノタートムというアオカビの一種がたまたま飛んできて、シャーレの上で増えていた。フレミングは、その増えたペニシリウム・ノタートムの周辺のブドウ状球菌のコロニーが溶けて消えていることに気がついた。これこそまさに「菌が見える」ということの上に達成された、どうしようもない天才の大きな発見である。

アオカビがブドウ状球菌を溶かしている様子を見たときに、フレミングが撮ったのが左の写真である。上部のアオカビの周囲においてブドウ状球菌が溶けているのがよくわかる。

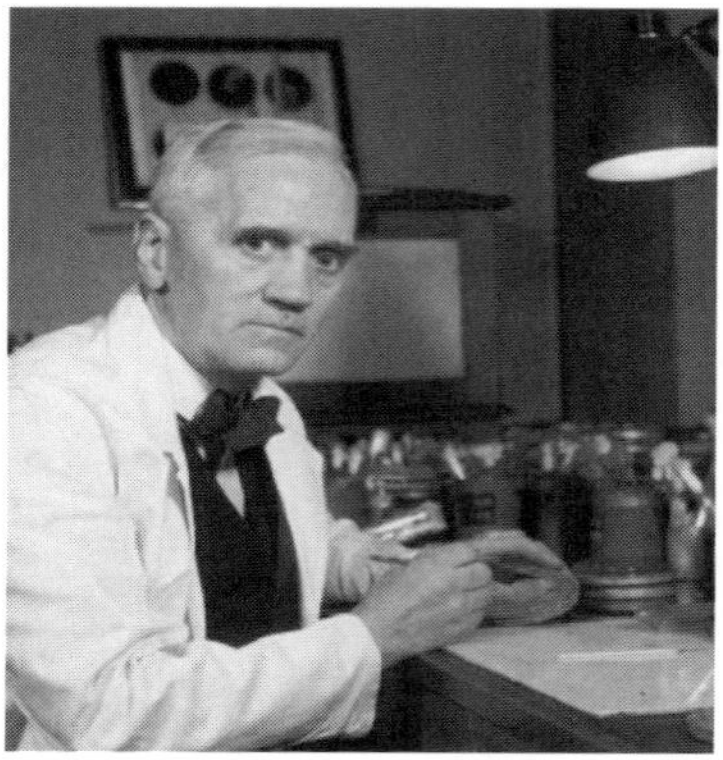

アレクサンダー・フレミング
ALEXANDER FLEMING

「一九二八年における汚染」

フレミングは、ペニシリウム・ノタートムの周辺のブドウ状球菌のコロニーが溶けて消えていることに気がついたときのことを、次のように述べている。

「ペニシリン種の胞子による培養皿の

一九二八年における汚染が、ペニシリン研究の始まりであった。このような汚染は細菌学の実験では珍しいことではなく、通常、細菌学者の技術の現れと見なされる。しかし、時折、培養皿が詳細な顕微鏡検査のために開かれたままにされ、後の検査のために残されるというような場合には避けられないことがある。次に見たときには、カビの胞子はよく見ると、大きなコロニーに成長している。このこと自体、何ということではないことであるが、今回、非常に驚きであったのは、よく成長した胞子のかたまりに隣接するブドウ状球菌のコロニーが、今や溶解の状態を示していることが観察されたことである。このことは驚くべきことで想像を超えたことであり、徹底的な研究が必要であると思えた。」(Alexander Fleming. *Penicillin Its Application*, pp.2-3, London:Butterworth, 1946.)

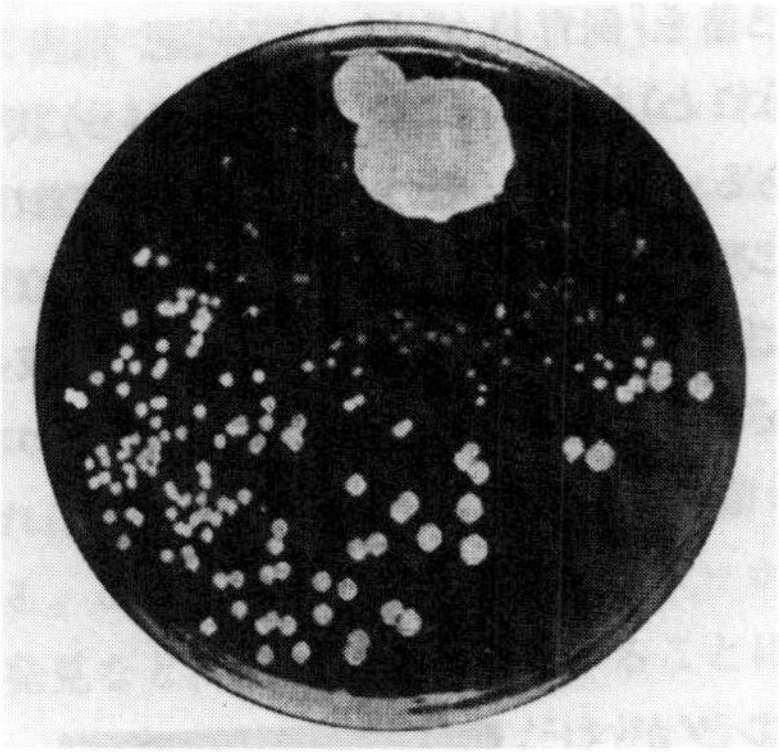
ペニシリウム・ノタートムが周囲のブドウ状球菌を溶かしている様子

四 医学の体系

ヒポクラテスの医学を支えてきた三つの柱、液体病理学、症状の医学、瘴気論への挑戦を

液体病理学への挑戦——人間全体が病気

ヴェザリウス：解剖学
ハーヴェイ：生理学
ラマッツィーニ：産業医学
モルガーニ：病理解剖学
ビシャ：組織学
ウイルヒョウ：細胞病理学

参拝者・巡礼者の医学——症状の医学への挑戦

ブライト：診断学

瘴気論への挑戦——瘴気論の継承と克服

ペッテンコーフェル：衛生学
ナイチンゲール：看護学
スノー：疫学
パスツール：免疫学
コッホ：細菌学
フレミング：抗生物質の発見

医学の体系

通じて人類の医学がどのように育ってきたか、その概略を述べてきた。

その歩みをまとめると、ヒポクラテスの医学に胸を借り、液体病理学への挑戦の中からヴェザリウスによる解剖学、ハーヴェイによる生理学、ラマッツィーニによる産業医学、モルガーニによる病理解剖学、ビシャによる組織学、ウイルヒョウによる細胞病理学が生まれ、症状の医学への挑戦の中からブライトによる診断学が生まれた。そして瘴気論への挑戦として、継承の中からペッテンコーフェルによる衛生学、ナイチンゲールによる看護論が生まれ、瘴気論の克服を基盤にスノーによる疫学、パスツールによる免疫学、コッホによる細菌学、フレミングによる抗生物質の発見が生まれた。

ヒポクラテスの液体病理学、症状の医学、瘴気論に挑戦することによって、現代の医学の骨格が一歩、一歩、構築されてきたことが理解できたと思う。人類の医学は、ルネッサンス、そして産業革命、海外発展という時代の流れをバネとして、多くの天才たちの努力と工夫があり、今日の地平を獲得したのである。

第三章　社会が進めた医学　公衆衛生

一・公衆衛生の誕生

人類が工場生産の時代を迎え、都市への人口の集中が急速に進んだことを背景として、人の上に人が住み、人の下に人が住むという状況が生まれた。ここに人類はまさに重大な事態に直面することになった。生活環境におけるナイチンゲールのいう「新鮮な空気や光、暖房、静寂、清潔の欠如」という状態、すなわち「不衛生」という事態である。人間にとって最も「不衛生」なのは人間である。「不衛生」であれば「疾病」が生まれる。「疾病」が生まれれば「貧困」が生まれる。「貧困」が生まれれば「不衛生」が生まれる。こういう悪循環の状況が、都市という構造、人間が集団で住む、人間が狭いところに集まって住むということを背景として生まれてきた。

この状態は工場生産という生産方式に依拠している以上、近代の社会にとっては避けられない事態である。そのため「不衛生」に対しては「保健」、「疾病」に対しては「医療」、「貧困」に対しては「福祉」が生まれることになった。

個々の疾病の診断、治療という従来の医学のあり方に対し、産業社会がつくる人口の健康課題に対し「保健」「医療」「福祉」という部門が、社会の機能の一翼として発足した。人口の健康課題の悪循環の原点である「不衛生」に対し、社会が以下に述べる四つの地平の上に進め、生まれた医学の体系が公衆衛生である。

㈠フランク：医学の関与・社会医学

時代は、十八世紀、オーストリア・ハプスブルグ王朝の頃にまでさかのぼる。今日につながる公衆衛生の理念に対し最初の地平が開かれたのは、ハプスブルグ王朝が絶対王政の時代を迎えた皇帝ヨゼフ二世（一七四一〜一七九〇）の時代である。音楽の神様モーツアルトが活躍していた頃といった方がわりやすいかも知れない。ヨゼフ二世は宗教改革など、多くの時代を画する改革を進めようとした開明君主として有名な国王である。絶対王政の基本は富国健民をはかり、どのように人口の確保をすすめ、強い国をつくるかにあった。とくに、宗教改革の中で修道院の解体など、長年、地域のカトリック支配を支えてきた福祉

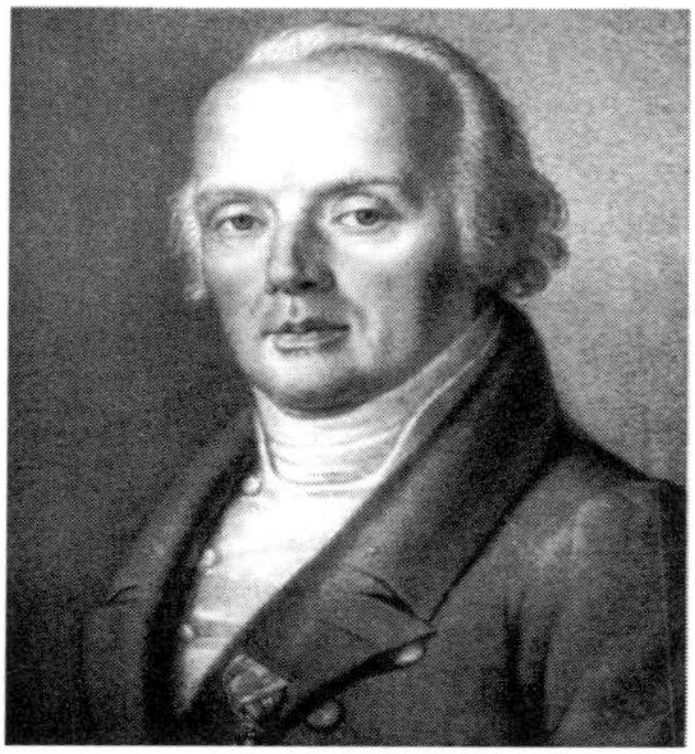

ペータ・フランク
PETER FRANK

機能の基盤の解体をすすめる中で、古い体制に代わってどのような体制を構築すれば健全な人口を確保することができるかは、ヨゼフ二世の大きな内政上の課題であった。遠くフランスでは革命の時代を迎えていたというようなことも関係しているかも知れない。このような状況の中に登場したのが、ペータ・フランク（一七四五〜一八二一）である。

フランク『完全なメディカルポリースの体系』

フランクは、パヴィア大学臨床医学教授を務めたこともあり、ロンバルディア地方の公衆衛生総監やヨゼフ二世によって開設されたウィーン一般病院の院長にも就任した。そのフランクが、『完全なメディカルポリースの体系』という本を発表した。彼の本は、一七七九年から一八一九年まで、まさに四〇年間にわたって執筆されたものであり、全部で六巻からなる、非常に大きなものである。

『完全なメディカルポリースの体系』は、「第一巻　人口の再生産・妊娠・出生」（一七七九年）、「第二巻　生殖行為・売春・性病・中絶・病院建設」（一七八〇年）、「第三巻　栄養・食品管理・衣服・住宅」（一七八三年）、「第四巻　事故および犯罪の確認と予防」（一七八八年）、「第五巻　死体の埋葬」（一八一四年）、「第六巻　一般の治療技術および社会の福祉への影響」（一八一九年）の調査、報告、提言の書からなっている。非常に広い範囲にわたっているが、医療や衛生関連の施設や住民の幅広い訪問調査を行い、その結果をもとに執筆されたのがこの本である。（H. E. Sigerist. *Landmarks in the History of Hygiene*, pp. 47-63, Oxford University Press, 1952.）人口の再生産・妊娠・出生というところから始まっており、生殖行為などと続いているのが特徴だろう。つまり現代につながる人類の公衆衛生は、絶対王政がすすめる人口の確保策、具体的には母子保健を課題とすることから始まったことを確認することができる。

社会が人々を守る

フランクは、「メディカルポリースは、すべてのポリースサイエンスと同様に防衛の技術である。多くの人たちが集まって生活していることから生ずる有害な現象から、人々や彼らの家畜を守る方式である」（Erna Lesky (ed.) . *A System of Complete Medical Police – Selections from Johan Peter Frank–*, p.12, Johns Hopkins University Press, 1976.）という言葉で、第一巻を始めている。有害な現象から人々や彼らの家畜を守る。つまり人々を社会が防衛すると言ったのである。

そして「人々が乱暴であったり、過度であったり、あるいは衣服が不足しているのも、これらのことは全て、これらの個々の人たちの過誤によるものではない。それ故、これらの状況は、公的な医師のより強い関与を求めている」(Lesky, p.154) と述べている。人々の健康課題は全てこれらの人たちの「過誤」によるものではない、だから社会が守らなければならない。そのために公的医師の関与が求められているとした、この論点にこそ人類の社会医学の原点があるように思う。

この論点について、医学史家の川喜田愛郎は「彼は医者たちが、病気を終始個々の患者のレベルでとらえ、大衆がいわばまきこまれる種類の病気にほとんど無関心であることを指摘し、大衆の健康が国の行政によって護られなければならない、と考えた」(川喜田、四二六頁) と述べている。

フランクは、まさに社会の中にある疾病は貧困と無知を背景として人々がまきこまれるのだということを明らかにした。つまり人々の疾病は社会の側に責任がある。だからこそ完全なメディカルポリースが必要であり、国の行政によって守るという、社会の関与が必要である。これは、疾病の原因ということに対して、人間の健康と社会との関係を明らかにしたものとして、例えば、パスツールの免疫学やコッホの細菌学にも匹敵する、あるいはそれ以上に大きな発見ではないかと思われる。ペッテンコーフェルの主張の背景となったことも明らかのように思える。人々の健康課題は「人々の過誤ではない」とした地平の上にこそ、人類の社会医学は歩んできたといえる。川喜田は述べている。「フランクを公衆衛生学の父とよんでたぶん誰にも異存がないだろう」(川喜田、四二八頁)。

公的医師の関与

フランクは「公的医師の関与」ということを言った。医師とは何かと考えてみると、死亡診断書を書くことができるのは、医師だけであるということがある。生きていることと死んでいることを区別できる、それが医師である。つまり医師は、人間が「生きている」ということを判断できる。だから医師は生命を守るという原点に立つことができる。自らも医師であったフランクは自信をもって、そのように確信していたのに相違ない。そういう観点から、人々の健康課題に医師が関与するということが公衆衛生の出発点となったことを確認しておきたい。

(二)チャドウィック：全数対応・自治体の体制

公衆衛生の第二の地平は、産業革命を背景としてイギリスのエドウィン・チャドウィック(一八〇〇~一八九〇)によって開かれた。

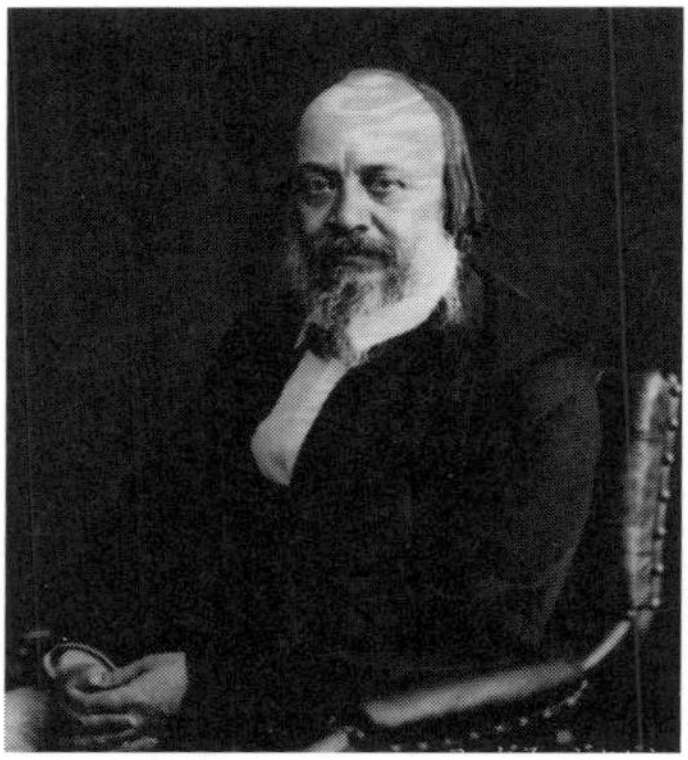

エドウィン・チャドウィック
EDWIN CHADWICK

チャドウィックが、一八四二年に発表した有名な『大英国の労働人口の衛生状態』、いわゆる『衛生報告（Sanitary Report）』によって人類の公衆衛生の次の地平が開かれた。十九世紀に入ってイギリスは、世界の工場と呼ばれるような大きな経済の発展がみられるようになってきた。そのような状況の中で最も必要となったことは、労働力の確保である。チャドウィックは労働人口、laboring population ということを言った。

フランクの時代が人口の確保であったのに対し、時代は労働力の確保の時代に進展してきた。イギリスの救貧対策は、一六〇一年、エリザベス一世の時代に集大成された救貧法を基盤として推進されてきた。自治の理念に立った、社会のかけがえのない機能として長い歩みを刻んできた。時代が必要とする労働力を確保するための最大の課題は、過酷な労働環境の中で職を失った労働者が安易に伝統の救貧法に依拠することを如何にして防ぐかにあった。そのような時代の要請に応えることのできる救貧対策を実現することを課題として、登場したのが行政官のチャドウィックである。

彼の起草になる改正救貧法が一八三四年に成立した。新しい救貧法体制の中では、「劣等処遇の原則」という考え方に立った施策がすすめられた。これによって、救貧法の処遇条件を一般の労働者の最低の生活水準よりも劣等なものとし、救貧法に労働者が安易に依拠することを抑止することが考えられた。結果として、所得調査を伴う、このような救貧法の世話を受けることは、一般の市民にとっては非常に恥かしいことであり、受ける人は社会の落伍者であるというような汚名が着せられることになった。

今日にまで続く、福祉の抑止的な性格は、こうした事情の中で生まれたものであり、わが国でも最近まで福祉の対象が高齢者に移行するまでは、徹底的に抑止原理に立った政策が続けられてきた。このように厳しい福祉施策を駆使して労働力の確保をはかろうとしたわけであるが、そのような救貧政策をすすめればすすめるほど、残ってきたのは病人であるということになってきた。そして、疾病の原因を追求していくと、人々の生活を取り巻く地域の衛生問題にぶつかることになった。こうしてチャドウィックは、福祉の課題から出発して衛生課題に直面することになった。そして、全国の労働者人口の衛生状態について調査を行い、一八四二年に『衛生報告』を執筆した。

『衛生報告』

『衛生報告』の目次は、「第一章　概要、第二章　労働人口の衛生状態と公的対策、第三章　労働現場の環境、第四章　異なる地域における生存状況の比較、第五章　衛生施策の軽視による財政負担、第六章　予防施策の効果に関する報告、第七章　公衆衛生の保護に対する法制上の原則、第八章　共同住宅—疾病・悪徳蔓延の背景—、第九章　総括」となっている。

この章立てからもわかるように、チャドウィックは行政の管理組織を使って、労働人口の衛生状態と公的対策、また労働現場の環境、地域の衛生状態などについて詳細でかつ、悉皆的な調査を行った。

チャドウィックは、この『衛生報告』の中で「さまざまな形の流行病、風土病、その他の疾患が、独立した住宅であれ、田舎の村であれ、小さな町であれ、より大きな町であれ、首都の最も低地で蔓延しているのがみられるのと同様に、王国のあらゆる場所の住民の中にはびこっている」(Sanitary Report, p.369) と述べている。ここで「全国のあらゆる場所にはびこっている」と言っていることがとくに重要である。

そして「雇用や賃金また種々の豊かな食料品の高度な繁栄も、労働者階層の人たちに流行病の攻撃に対する免疫を与えるものではない。商業上や工業上の繁栄の時期にあっても、他の時期と同様の発生頻度であり、同様に致命的なものである」(Sanitary Report, p.369) として、高度な繁栄も労働者階層の人たちに流行病の攻撃に対する免疫を与えるものではない、と指摘した。

こうしてチャドウィックは、流行病、風土病、その他の疾患が王国のあらゆる場所の住民の中にはびこっていること、そして豊かだから、裕福だからといって、疾病から逃れることはできないということを報告した。その意味で貧しいひとの状態が、豊かなひとの生活の上に深く重なっている、そのような認識に立って、住民全体を対象とする「パブリック (public・公衆)」という概念を提起したのである。

チャドウィックは、ヒポクラテスの瘴気論の信奉者であったということはよく知られている。ナイチンゲールに瘴気論を教えたのはチャドウィックであるといわれる。人々の生命を一挙に奪う、コレラのような流行病に対応しなければならないという中で、疾病流行の原因である「瘴気」の発生を特定する方法は、全国の悉皆的な衛生調査でも明らかにならなかった。そうである以上、貧しい人も豊かな人も含めた予防の体制を構築せざるを得なかった。つまり流行病を予防するためには、人口の全数"public"に対応しなければならないということになったのである。

法律や行政機構における画一化

こうして貧しい人の状態が豊かな人の生活に重なっているとして、流行病の予防に対し人口の全数を対象にした体制の構築を提起した点にチャドウィックの新しさがあり、予防というより、対策、防衛を課題としたフランクを越える点があったと思われる。そして「法律や行政機構において画一化をすすめ、（最善のものを選び）同じことは同じ方法で、同じ職員や手続き、事柄を同じ名前で呼ぶことの利点は、町に対して温情もなくさせ、多分、以前には厳しいと思われていたような法律によってもたらされた、大きな公費の損失をみてきた人たちだけには、評価されるであろう」（Sanitary Report, p.372）として、全数への対応のための具体的な方法として、法律や行政機構において制度の画一化を進め、同じことは同じ方法で、同じ職員や手続き、事柄を同じ名前でよぶことが必要であることを主張した。

「最大多数の最大幸福」

チャドウィックは功利主義哲学で有名なジェレミー・ベンサム（一七四八〜一八三二）の弟子である。ベンサムは、「最大多数の最大幸福（Greatest Happiness of Greatest Number）」ということをいった人である。最大多数の最大幸福を進めなければならないとした考えの影響が、この画一主義の徹底という考え方にはみられるように思われる。少数の例外を許容していて、多数の幸福が失われるようなことがあってはならない。そういう信念が画一主義には含まれているように思う。

「同じことは同じ方法で、同じ職員や手続き、事柄を同じ名前で呼ぶことの利点は、町に対して温情もなくさせ、多分、以前には厳しいと思われていたような法律によってもたらされた、おおきな公費の損失をみてきた人たちには、評価されるだろう」というのは、分かりにくい文言であるが、衛生施策を、画一的に町民に対する温情も捨て、厳しいやり方によって実施することの意義は、これまでそういう自治体の努力が、一部の自治体の脱落によって、水泡に帰し、公費の損失をみてきたというような経験のある自治体の人たちには理解されるだろう、といっているわけである。今日的にいえば、危機管理の中で安易な同情によって、どこか手抜かりの地区が一か所でも現れると、残りのすべての地区の努力が水泡に帰してしまう。だから危機管理に当たっては、画一主義を徹底する必要があるということである。

公衆衛生法の成立

このような考えに立つチャドウィックによって起草された公衆衛生法（Public Health Act）が、一八四八年に制定された。中央に保健総局、地方に地方保健局、そして各保健局には保健医官を設置することが定められた。そしてここで示された公衆衛生の方式が、以降の世界の公衆衛生の基本の体制として定式化された。

全数対応という公衆衛生の目的に対しては、自治体の機能に依拠することが不可欠であり、この法律によって公衆衛生が広く自治体の業務として定式化されたことは、とくに重要である。

公衆衛生における体制の画一主義は、決して地方に対する規制ではない。公衆衛生の画一主義は、公衆衛生が自治体の業務であるとされた時に必然化された、地方が守るべき水準、あるいは基準である。そのような体制によってこそ、全ての人々が一致して疾病予防にあたることができる。そこにこそ公衆衛生の原則がある、ということを理解する必要がある。

死因の報告

チャドウィックによって一八四八年、保健局に保健医官を置くことが定められたことは、人類の医学の歴史にとって画期的なことであったが、イギリスでは一八三六年、すでに同じチャドウィックの尽力によって、出生・婚姻・死亡登録法が制定され、翌年、ウイリアム・ファー(一八〇七〜一八八三)の協力を得て、出生、婚姻、死亡の登録事業が始まっている。

その中で特記すべきことは、死亡の登録に合わせて死因が報告されなければならないとされたことである。死亡の診断が医師にしかできないことは先に述べた。これに加えて、死亡についてその死因の鑑定も、医師にしかできない。死因がわからないと的確な予防対策をすすめることができない。そのためチャドウィックは死亡登録において、死因を合わせて報告することとしたことは明らかである。そうであれば、保健局に保健医官を置くとしたことは、チャドウィックにとっては、どうしても欠かせない予定の取り組みであったということになる。そしてここでもチャドウィックは、フランクの地平の上に新しい医学の地平を開いたといえる。

㈢ラムゼイ：福祉からの独立・公衆衛生の思想

公衆衛生の第三の地平は、ヘンリー・ラムゼイ（一八〇九〜一八七六）が新しく興隆してきた医師会の立場に立って、一八五六年に発表した『国家医学に関する論考』によって開かれたと思う。

彼の本の目次は、「論考一　序―衛生法規の概要―、論考二　健康保護技術の教育、論考三　衛生調査について、論考四　貧民の医療、論考五　地方衛生行政、論考六　ヘルスポリースのための部門」となっている。

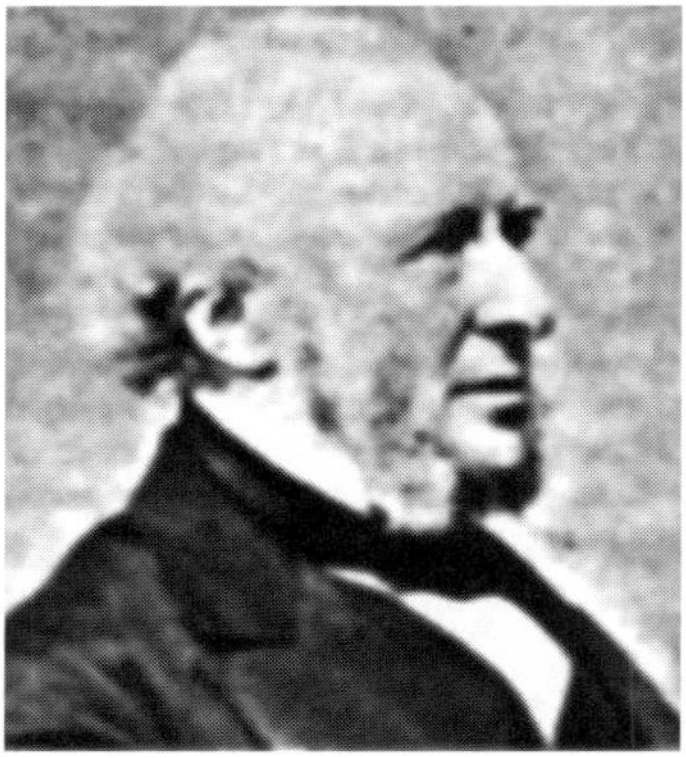

ヘンリー・ラムゼイ
HENRY RUMSEY

イギリスの医師会は、一八三二年にロンドン以外の地方の内科医、外科医の集まりとして発足した。それが一八五五年にロンドンの医師も含め、イギリス医師会という名によって今日の医師会につながる会として誕生した。

産業革命の進展の中で、多数の労働者が疾病に倒れる。そういう状況に直面し、ひとつはチャドウィックによって自治体による公衆衛生施策が具体化された。一方、多数の労働者が病気で倒れていく中で、地域における医師の役割が非常に大きくなってきた。結果として、一八一五年のアポセカリー法によって歴史的な制度が発足し、それまでアポセカリーと呼ばれ、中世を通じて一般の人たちの医療を担ってきた薬屋さんたちが薬を手放し、医学校に学び、一般医と呼ばれる医師となる道が開かれた。西洋の医療における医薬分業の体制は、このような状況の中で薬屋さんが薬を手放して一般医という医師になっていくという中で生まれた状態である。こういう推移を経て、新しく生まれた医師職の利益を守る必要から、一八五五年、イギリス医師会が発足した。そういう医師会の立場に立って、活躍したのがラムゼイである。

ラムゼイは、先に述べた、同じく医師であったフランクの影響を受けて、フランクのメディカルポリースに対し、ヘルスポリースということをいっている。このポリースという言葉の中には、社会の立場に立った医師の強い関与という気持ちが込められているように思われる。そしてメディカルといわずに、ヘルスといったところには、福祉に対して保健の立場から社会を守るという意思が現されている。

福祉からの公衆衛生の独立

ラムゼイは医師会の立場に立って、福祉の体系から公衆衛生を独立させ、保健の立場を構築することを強く主張した。

そのような観点から、「貧しい人たちの保護委員は、飢餓に対する窮民の保護委員として、また窮民以外の全てのことがらに対する地方税の保護委員として『彼らの機能は、本質的に排他的（exclusive）であって、包括的（inclusive）なものではない』」(H. Rumsey. *Essays on State Medicine*, p.324, John Churchill, 1856.) と述べている。

一八三四年に始まった新しい救貧法体制のもとでは、人々を最大限労働市場に駆り出すために、労働者に極力救貧法に依拠させないようにするため、処遇条件を一般の労働者の生活水準よりも劣等のものにする、いわゆる「劣等処遇の原則」によって抑止主義をすすめることが新しい体制の特徴として強力に推進されたということは先に述べた。そしてこの救貧法体制のもとでは、貧しい人の医療は救貧法医官によって担われていた。一八四八年の公衆衛生法の発足によって、地方の保健局に保健医官が置かれることになったが、この保健医官については救貧法体制の救貧法医官が兼ねることが当然と考えられた。これに対し、ラムゼイは先に紹介したように、貧しい人たちの保護委員は、窮民以外の全ての事柄に対する地方税の保護委員である。つまり救貧法の委員は地方税を窮民保護のために使うことしか考えない。そこで、人間の健康の管理についてまで救貧法体制のもとに置くと、その抑止主義がはたらいて、人々が我慢させられてしまうことになり、人々の健康への対応が手遅れになってしまう。結果として福祉の負担をも増大させることになるとラムゼイは指摘した。

国家医学の理念

ラムゼイは、こうして人々の健康破綻に対しては科学的な判断による早期対応が必要であり、公衆衛生を担う保健医官は、国家医学（State Medicine）の理念のもとに置き救貧法体制から独立した身分とし、予防医学と併せて救貧法医官が行っている医療サービスをも同時に担う必要があることを強く主張した。彼は、福祉政策が本来の目標を達成するためにこそ、福祉体制から公衆衛生を独立させ保健体制のもとに置くことが不可欠であると主張した。そしてこの論理は福祉が抑止原理に立つ限り、福祉の側も認めざるを得なかったのである。

こうした理解によって、公衆衛生の体制は基本的に福祉の体制から独立した保健の体制として位置づけられることとなった。だから公衆衛生が福祉から独立した立場を確保されたのは、公衆衛生の力によるというよりも、福祉が抑止主義をとらざるを得なかったことの必然的な結果であるという理解もしなければならない。ラムゼイの「救貧委員は、exclusive であって inclusive ではない」という言葉は非常に印象的である。

福祉と保健の関係について、わが国の例でみると、国のレベルでは総務省があれば厚生労働省があり、自治体では福祉部があれば保健部があり、福祉事務所があれば保健所がある。福祉と保健が車の両輪として、人々の生活と健康が守られてきた。このような体制は、ラムゼイの指摘したとおり福祉サービスが抑止原理のもとに運用される中で、抑止原理のもとに人間の健康課題まで置いてしまうと手遅れになるという制度の限界に対し、福祉といえども保健の独立した地位を認めざるを得ないということがあったことを示している。

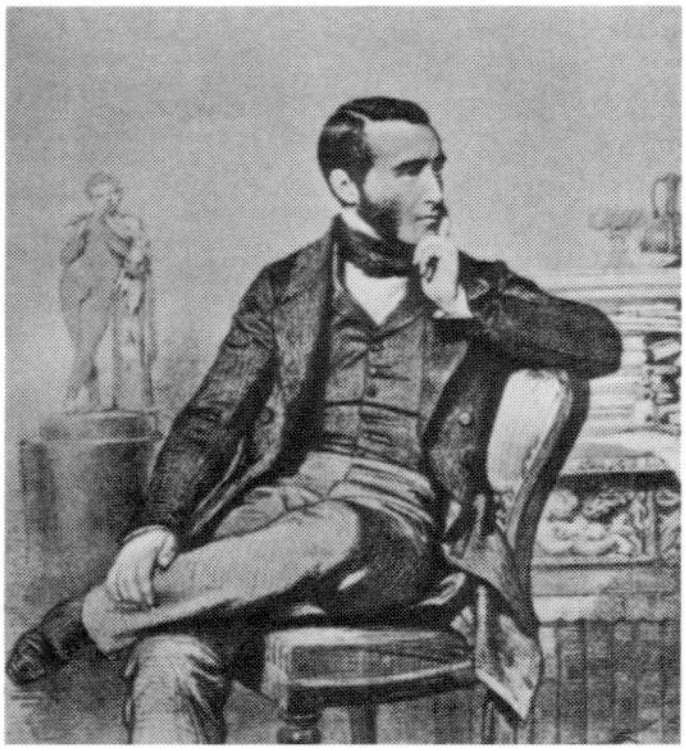

ジョン・シモン
JOHN SIMON

㈣シモン：公と私・衛生の規則と地方当局の規則

公衆衛生の第四の地平は、一八四八年ロンドンの保健医官に就任したジョン・シモン（一八一六～一九〇四）が一八九〇年に発表した『イギリスの衛生制度』によって開かれたと思われる。

チャドウィックが推進した画一主義の考えに立った施策は、専制的であるとされ極めて人気が悪かった。結局、一八五四年にチャドウィックは保健総局を追われ、翌一八五五年、チャドウィックのいた職に就いたのがシモンである。

シモンは一八四八年以来、ロンドン市の保健医官の職にあった。ロンドンの保健医官を務めた経験から、ロンドンの繁栄の中にある既得権の上にあぐらをかく人たちのことをよく知っている。シモンは、チャドウィックと犬猿の仲であったそうであるが、チャドウィックの専制主義的なやり方を排し、妥協をいとわないプラグマティックな方式に徹したとされている。

『イギリスの衛生制度』

『イギリスの衛生制度』の目次は、「第一章　序、第二章　後期中世イングランド、第三章　新しい展開、第四章　ヴィクトリア女王の時代　総括：進歩の条件―成長するプロレタリアートの自助と社会主義的義務の中で―」となっている。

この本の中でシモンは、人々の知恵を重視した衛生の規則と法律重視の地方当局の規則という、二つの規則を両軸とした計画の推進を主張した。この本の最後が「総括：進歩の条件―成長するプロレタリアートの自助（self-helpness）と社会主義的義務（socialistic duty）の中で―」という項目になっているのは非常に象徴的である。彼の頭の中には「自助」と「社会からの義務」をどのように両立させていくか、という課題が常に存在したのだと思われる。

シモンは述べている。「現代という時代は、一般の原則として、全てのコミュニティが個々の構成員の健康や体力に関心をもっているということ、また種々の重要な観点から密集して生活している人たちは、法律や行政の適切な防衛によって、厳しくともに行動するのでなければ、自分自身の健康を守ることができないということを広く認識している。しかしこれらの原則は、コミュニティが自らのことについて一般的な責任をもつことから個々の成員を開放した、ということを決して意味するものではない。」（J. Simon. *English Sanitary Institutions*, p.457, Casell, 1890.）

こうしてシモンは、公衆衛生の推進に対し社会を構成する個々の成員の責任の重要性を主張した。彼は、「健康の事柄における『公(public)』と『私(private)』の間の境界線に関して一言ふれておかないわけにはいかない」として、「人類の絶えない共通の経験から年々深まってきた、個人的な自己制御という知恵が、地方自治体の委員会が設置されたために、今では、余分なことと考えられるようになっている。……しかし(「私」の)衛生の規則は、多分、(「公」の)地方当局を構成する規則に劣らず、人間にとって重要なものとして存在している」(Simon, pp.475-476)と述べている。

シモンは、一八八八年の地方自治体法の成立などにより、地方自治体の体制の整備が進む中で、ややもすると公衆衛生の推進が法律や制度に依拠したものになりがちな傾向をもつのに対し、「個人的な自己制御という知恵」が、法律や制度に劣らず人間の健康にとって重要なものであると主張した。制度に依拠しがちな公衆衛生に対し、各個人の知恵を生かすことの意義を訴えて、今日の公衆衛生の体系を集大成したといえる。

彼が起草した一八七五年の公衆衛生法は、「Great Public Health Act」偉大な公衆衛生法と呼ばれて、一九三六年まで存在して広く世界の公衆衛生法のモデルとなった。プラグマティックな臨場的実務性を重んずる彼の理念が「詳細性」と「膨大性」を必然化して、文字どおり極めて大きな、偉大な法律であった。

二・公衆衛生の四つの地平

人類の公衆衛生の歴史において、フランクは「社会医学の父」、チャドウィックは「公衆衛生体制の父」、ラムゼイは「公衆衛生医の父」、シモンは「公衆衛生思想の父」と呼ぶことができると思う。

公衆衛生は、これらの天才によって開かれた、生活環境の「不衛生」に対応して、「社会による関与という役割を担い」、「自治体の機能を基盤として疾病予防の推進を図る」、「福祉から独立した組織によって担われる」、「個人の規則と自治体の規則の両者を車の両輪としてすすめられる」、という、四つの地平の上に人々の健康を支える社会の機能として発展してきた体制であることを改めて確認して本章を終える。（Tatara K. Philosophy of public health: Lessons from its history in England, *Journal of Public Health Medicine*, 2002:24（1）:11-15.）（多田羅浩三：現代公衆衛生の思想的基盤、日本公衆衛生雑誌56（4）9-17,2009.）

第四章　大学の教育　神学・法学・医学

一・国家の誕生

ヨーロッパの国の代表、イギリス、フランス、ドイツは、いつ頃、今日につながるような国の体制が生まれたのであろうか。

イギリスではノルマンディのウィリアム公爵（一〇二七〜一〇八七）がイギリスを征服してノルマン王朝を創設したのは一〇六六年、フランスではその後の王朝の源流となったカペー王朝が生まれたのが九八七年、ドイツでは神聖ローマ帝国が生まれたのが九六二年である。神聖ローマ帝国というのはまぎらわしい名前であるが、「ドイツ国民の神聖ローマ帝国」というのが正式な名前であるから、その名前が示すとおりドイツの源流となった帝国である。これらの系譜は、紀元一〇〇〇年頃にヨーロッパにおいて今日の国家の誕生につながる、時代を画する社会の動きが生まれたことを示している。

新しい社会、国をつくるといった場合に不可欠なのは、どのようにして社会の制度をつくるか、つまりどのような法律を制定するか、ということである。法律と言った場合、そのモデルとなったのはローマ法（Roman Law）である。この法律は、紀元前五〇〇年（紀元前五〇九年、共和制ローマの発足）から紀元五〇〇年（紀元四七六年、西ローマ帝国の滅亡）まで、千年のローマのヨーロッパ支配の中で育ち、大成され、ヨーロッパの各地の文化、社会を育てた極めて優れた法体制である。

二、大学の誕生

(一)ボローニア大学

ローマ法を学ぶために遠くヨーロッパの各地から、アルプスを越えて多くの有志の者がイタリアに向かった。彼らが落ち着いたのが、北部の町ボローニアであった。

学生たちは、異邦の地で生活するために学生組合（universitas）を組織し、学寮をつくった。そして自らが求める学問を教えてくれる教師を招き、授業を依頼した。教師も学生組合に対応するために教師組合（collegium）をつくった。学寮を基盤に、学生組合と教師組合が重なって存在する実態が大学である。こうして人類の最初の大学、ボローニア大学が生まれた。一〇八八年とされている。「法学」のボローニア大学と呼ばれた。ボローニア大学は、学問の自由、反教皇、親皇帝、都市の支援（学都）をモットーとしてできた学生主導の大学の代表である。

㈡パドア大学

ボローニア大学の一部の教授と学生が、一二二二年により自由な学園の創設を目指して、パドアに移った。パドア大学の誕生である。パドアは、保守的な法学の拠点であったボローニア大学に対抗し、そしてローマを凌駕する巨大な経済都市、ヴェネチアの繁栄を基盤に、進取の精神に裏打ちされた学問の拠点として、近代科学の世界の扉を開き、ガリレオ、ヴェザリウス、ラマッツィーニ、モルガーニらを生んでいる。

㈢パリ大学

新しい社会の構築にあたっては、社会の体制のつくり方と同時に、人々の心を治める方法を学ぶこともまた不可欠であった。神学を学ぶために、パリの大聖堂のまわりに学生が集まってきた。

大学が単なる大聖堂学校から発生した、その過程の端緒を示すものは、大聖堂の成員以外は何人も大聖堂回廊に宿泊すべからずと定めた、司教参事会による一一二七年の規定であろうとされている。ソルボンヌ（司祭）の建てた寮が、一二五七年に発足した。

大聖堂は、教師を選び教育させた。教師は、大聖堂の権威に対応するために教師組合をつくった。大聖堂の代表は「Chancellor」そして、教師組合の代表は「Vice- chancellor」と呼ばれた。教師組合に対応するために学生組合が生まれた。こうしてパリ大学が生まれ、「神学」のパリ大学と呼ばれた。教師主導の大学の代表である。

(四)オックスフォード大学

オックスフォードは、世界でも知らない人のいない、古い大学のある町である。イギリスの社会とともに歩んできた長い歴史のある町である。

イギリスの国王の中でも、宗教改革で有名なヘンリー八世（在位一五〇九年～一五四七年）に並んで、ローマとの論争で有名なプランタジネット王朝ヘンリー二世（在位一一五四年～一一八九年）の頃のことである。教会法を巡る動向の中でローマ教皇と対決する状況が生まれ、ヘンリー二世は一一六七年の頃、パリ大学に在学しているイギリスからの教師と学生を勅令によって本国に引き上げさせた。引き上げた学生たちが新しく定着したところがオックスフォードである。

オックスフォードが選ばれた要因としては、ロンドンからそれほど遠くなく、テームズ

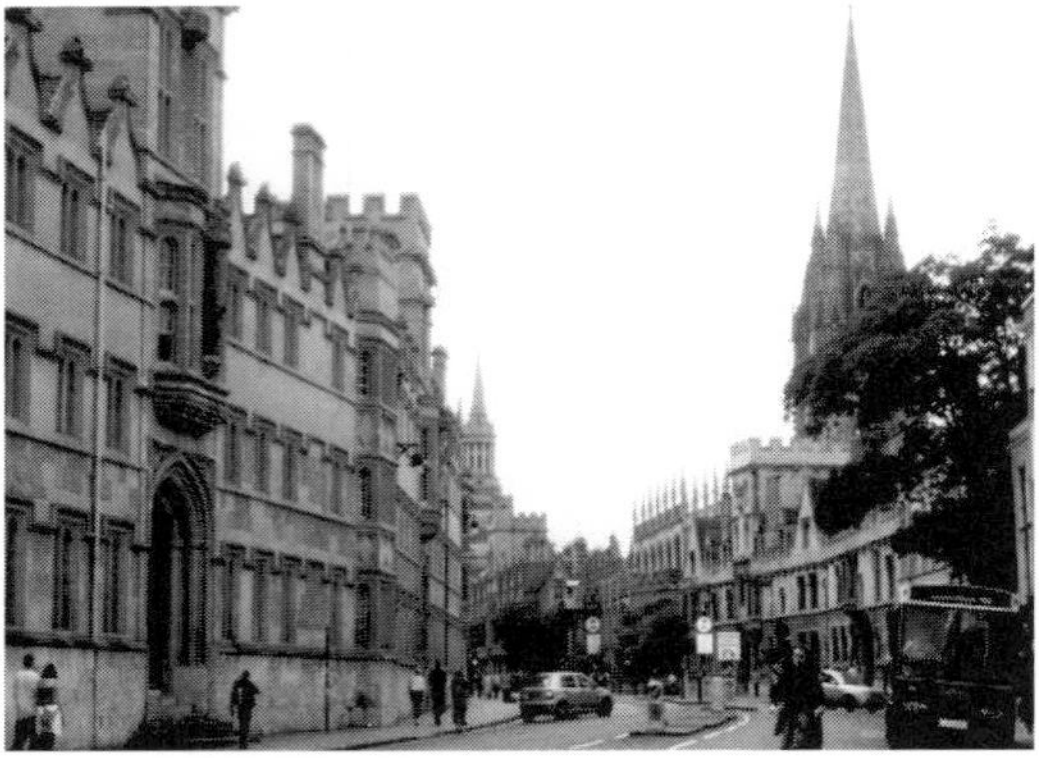

オックスフォード大学　ユニバーシティ・カレッジ（左）
（2004年9月著者撮影）

河に面しており、イングランド南部のほぼ中央に存在して、主な都市からもアプローチに便利なところであったということ以外には、特別の事情は見られないようである。

法学のボローニア、神学のパリと言われ、パリ大学は神学の拠点であった。そのパリ大学を母胎として生まれたオックスフォード大学も、中核は神学である。このことは、オックスフォード大学は「神学」によって育ち、繁栄してきた学園であることを意味している。オックスフォード大学は、「神学」という揺りかごの中で長い中世以来の大学の伝統が保持され、今日に至っている。そしてローマ・カトリックから独立したイギリス国教会の神学を守ってきた。かつてはイギリス国教会の信徒以外の者は、入学を認められなかった。

現在では、オックスフォード大学には三十八のカレッジが存在していて、最も古いユニバーシティ・カレッジの設立は一二四九年である。創設当時からのものと思われるような石造りの荘厳な建物が、現在でも現役で使われている。こうして数百年の歴史を有する多くのカレッジの建物が、オックスフォードの町に固有の威厳を与え、それだけに温かい親しみをつくり出している。

ヘンリー二世が、パリ大学に在学しているイギリスからの教師と学生の大半を勅令によって本国に引き上げさせた移動先がロンドンではなかったことは、決定的に重要であったように思われる。オックスフォード大学の母胎であるパリ大学が国王のお膝元のパリに生まれたことと対照的である。自治を誇るロンドンの街中に、国王は大学を設置することができなかった。結果として、オックスフォード大学は、中央の政争から相対的に独立した地位を確保することができた。パリ大学は、フランス革命の嵐の中でアンシャンレジームとして、その古い形が解体されたが、オックスフォード大学は、長い中世以来の大学の伝統が保持され、今日に至っている。

㈤ケンブリッジ大学

十三世紀初頭、町の人々と対立してオックスフォードから逃れてきた学生たちがケンブリッジの町に住み着き、活動を始めたのが、ケンブリッジ大学の起源である。

大学としての公式な創立年は一二〇九年である。現存する最古のカレッジ、ピーターハウスは一二八四年の創立とされている。ハーヴェイ、ニュートン、ダーウィン、ケインズら、近世以降の人類史において社会、科学の改革に大きく貢献した数々の天才を輩出してきた。

(六)ベルリン大学

プロイセンは一八〇六年十月十四日、イエナ・アウエルシュタットの戦いでナポレオン軍によって壊滅的な敗北を被った。全ドイツがフランスに屈服した。

ドイツ諸国が敗北の中から立ち直るためには、国民に一定の自由と権利を与える必要があった。こうした中でプロイセンにおいて、開明的な官僚・軍人による「上」からの一連の改革が行われた。すなわち一八一〇年、ティルジットの講話で失われたハレ大学に代わるものとして、ベルリンに新しい大学がつくられたのである。

神学部、法学部、医学部、哲学部の四つの学部が置かれ、正教授二十五人、学生二五六人で発足した。学部制を基盤とした総合大学という、ボローニア大学やパリ大学の学寮制とは異なる新しい理念のもとに、国家に役立つ人材養成を目的とした大学が生まれた。国家の大学の誕生である。ボローニア大学やパリ大学、オックスフォード大学には門や塀は存在しないが、この大学には門があり、塀が存在している。学問が国家に占有されたと言える。

(七)東京大学

明治十年(一八七七)三月二十四日、当時の文部省は、東京開成学校と東京医学校との合併による総合大学「東京大学」の創設について伺書を提出した。そして、東京大学に四学部、つまり旧東京開成学校に法学部、理学部、文学部、旧東京医学校に医学部を置くことが指令された。

明治十年四月十二日、ベルリン大学に学んで学部制を基盤とした東京大学が誕生した。この大学においても国家に役立つ人材の養成が始まり、それ以降の日本の大学のあり方に決定的な影響を与えることになった。この大学には赤門という、大きく、とても立派な門が存在している。

東京大学に並んでできた大学が、京都大学、北海道大学、東北大学、九州大学である。

三. 神学・法学・医学の教育

大学研究で高名なラシュドールは、ヨーロッパに生まれた大学には、次の三つの特徴

があったと述べている。（H・ラシュドール著・横尾壮英訳『大学の起源（上）』四一頁、東洋館出版社、一九七三年）

神学、法学、医学の少なくとも一つが教えられた

大学は、思想、論理を学ぶところであり、職業教育の場所ではない。神学では大宇宙の論理、法学では社会の論理、医学では人体、小宇宙の論理が教えられた。大学は、神学、法学、医学の全て、あるいは少なくともひとつは教えなければならない。

特定の地域ではなく、あらゆる地域の学生を惹きつけた

大学は、固有の価値観を超えた多様な価値観を持った人からなる世界である。そのために大学は、あらゆる地域の、多様な価値観を有する学生の生活を保証し、守らなければならなかった。その生活の場が学寮と呼ばれた。

かなりの数の教師によって教えられた

大学が多様な学生が学ぶところであるとすれば、教師にもまた多様性が求められた。学生は、複数の教師の中から自分に必要な知識を教えてくれる教師を選ぶことによって、自らが求める学問を学ぶことができる。一人の教師では、宗教になってしまう。

学生にとって大学での学問は、基本として与えられるものではなく、選ぶものであり、自らつくるものでなければならない。このことによって、学問もまた新しい地平に立つことができる。それが、今日の大学の単位制につながっている。

四．二つの自治の世界

大学はあらゆる地域の、多様な価値観を有する学生の生活を保証し、守らなければならない。その生活の場が「カレッジ（college・学寮）」である。大学のカレッジは、自治体と同様に、「自分のことは自分でやる世界」である。イギリスでは、ロンドンにおいて地域社会の自治の理念が育ち、守られているという実態があって、オックスフォードやケンブリッジのカレッジは国王の保護のもとに、固有の独自の道を歩み、学問の自治の理念を育て、守ってきたのである。

これに学ぶとすれば、社会において人々の自治を育て守る伝統があって、大学もまた自らの学問の自治の理念を育て、守ることができる。社会の自治と大学の自治は、車の両輪として育つものであり、育ってきたことを確認しておきたい。そこにこそイギリスの歴史の偉大な伝統があり、オックスフォードが学問の世界に広く君臨してきた基盤がある。

第五章

イギリスに育った医学の体制

一．絶対王政の時代

一四九二年、コロンブスが新大陸に上陸して、時代の舞台は地中海世界から大西洋世界に移ってきた。そのような動向の中で十六世紀、イギリスはヘンリー八世（一四九一～一五四七）の時代、絶対王政の確立を目指す時代を迎えた。

一五一七年、マルティン・ルター（一四八三～一五四六）が「九十五か条の論題」を提起して、宗教改革の烽火があがった。ヘンリー八世は、自分の離婚問題を契機として、ローマ・カトリックと対立するようになり、一五三四年に首長令が出された。彼のこの動きは宗教改革と呼ばれるが、基本的な点はローマの関与から独立したいということにあったことは明らかである。

ローマ・カトリックが実質的に中世のヨーロッパを支配してきた、その基盤になってき

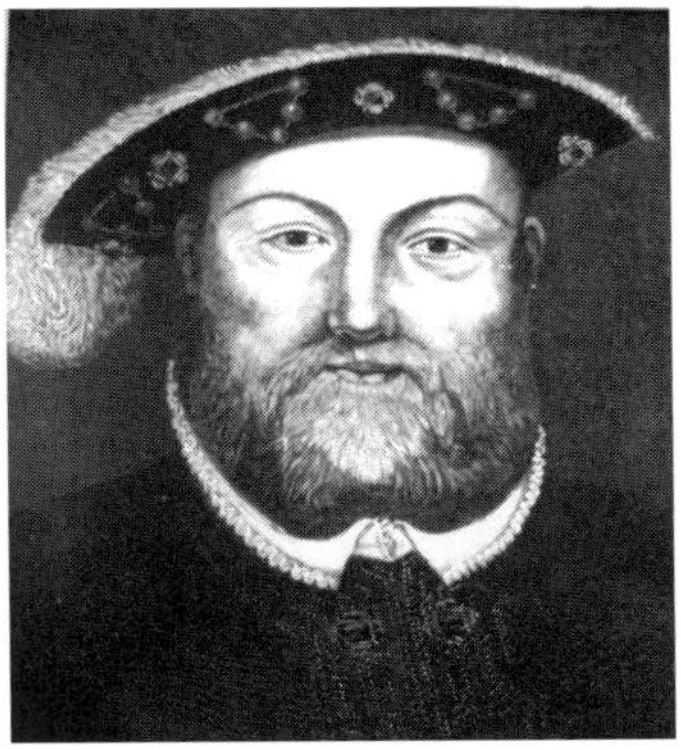

ヘンリー八世
HENRY VIII

た最大のものは、全ヨーロッパに張り巡らされた修道院の体制である。修道院は、各地域にあって、宗教活動にとどまらず教育、福祉、労働などのあらゆる面で人々の生活を支えていた。ヘンリー八世がローマから独立するといった場合、修道院の解体は、最も重要、かつ不可欠の作業であった。そして一五三六年に小修道院解散法（二四四か所）を制定し、一五三九年に大修道院解散法（一八四か所）を制定して、全土の修道院を解体した。そして、修道院が解体された段階では、修道院に代わって、人々の生活を支える体制が必要となってきたことは明らかである。そこで進められたのが、救貧法体制の構築であり、集大成されたのが一六〇一年のエリザベス救貧法である。

救貧法では、各教区を単位として各教区に救貧税を徴収する権限が認められ、教区の貧しい人の世話は、この財源をもとに自ら対処しなさいとされた。各教区に自ら税金を集めるというような権限を認めることは、絶対王政の推進という点から考えれば、本来、認められるはずのないものである。しかしイギリスには、ロンドンを代表として地方の自律性が認められてきたという伝統がある。そして、新しい体制が宗教に少しでも依拠するところがあれば、またたく間に再びローマ・カトリックがしのびよってくる可能性がある。

こうしてここに生まれた救貧法体制は、第一に地方の自律性を認めていること、第二に宗教から最大限遠いところに位置づけられたということに、最も大きい特徴があったと思われる。結果としてイギリスに、こうして地方の住民から選ばれた陪審員による裁判制度、つまりコモン・ロー体制の伝統の上に、宗教の「慈恵」の理念から独立して、人々が互いに支えあう「自治」という理念のもとに、住民の救貧という事業を担う主体として、徴税権を基盤とした自律的な力を有する「地方」が生まれた。そして、このとき生まれた「地方」が担う救貧の体制が、今日に継承される人類に普遍的な社会保障の原型となったのである。

(一)トーマス・モア『ユートピア』

イギリス絶対王政の確立を目指すヘンリー八世の時代になって、宮廷はどの大学よりも学者をたくさん抱えていたとされている。一五一六年、神学者として高名であったエラスムス(一四六六〜一五三六)の友によって、一つの文学作品が発表された。トーマス・モア(一四七八〜一五三五)による『ユートピア』(not + place)どこにもない国、モアの造語である。

トーマス・モアの名前と併せて、『ユートピア』という本の名前を知らない日本人はいないのではないか。その『ユートピア』では何が語られているのだろうか。

モアの『ユートピア』の一節である。
（モア）「今はただ、ユートピア人の風俗・習慣・法律・規則などについて彼（ラファエル・ヒロスデイ）が語ったところをそのまま伝えようと思う。」（トーマス・モア著・平井正穂訳『ユートピア』一五頁、岩波文庫）

私有財産権の否定

（ヒロスデイ）「しかしながら、モアさん、私は思うまま、率直に申上げるのですが、財産の私有が認められ、金銭が絶大な権力をふるう所では、国家の正しい政治と繁栄とは望むべくもありません。……ですから私はユートピアの、つまり、すくない法律で万事が旨く円滑に運んでいる、したがって徳というものが非常に重んじられている国、しかもすべてのものが共有であるからあらゆる人が皆、あらゆる物を豊富にもっている国、かようなユートピアの人々の間に行われているいろんなすぐれた法令のことを深く考えさせられるのです。」（モア、六一頁）

（ヒロスデイ）「こういうわけで、私有財産権が追放されない限り、ものの平等かつ公平な

分配は行われがたく、完全な幸福もわれわれの間に確立しない、ということを私は深く信じて疑いません。」（モア、六三頁）

（モア）「私は一切のものが共有である所では、人間はかえって幸福な生活を営むことができないのではないか、という気がします。と申しますのは、各人がその労働にあまり精をださない所では、果たして物資その他のものが豊富にあるでしょうか。自分の利益という観念があればこそ仕事にも精を出すのですが、他人の労働を当てにする気持があれば、自然、人は怠けものにならざるをえません。したがって、もし、人々がひどく貧乏し、しかもせっかく汗水たらして働いてえたものを自分のものとして守ろうにも、そういうなんらの法律も権利もないということになれば、そこには必然的にたえざる暴動と流血が起るのではないでしょうか。特にそれは、役人の権力と権威が失われている時に甚しいのではないでしょうか。もっとも、上下の差別の全然ないそういう人々の間において、権力や権威などというものが果たしてどんな風にたもたれてゆくものか、私には想像もつきませんが。」（モア、六四頁）

モアは、『ユートピア』の中で、ユートピアを訪問したというヒロスデイにユートピアでは私有財産の保有が認められていなかったと述べさせている。考えれば、最大の土地の私有者ともいうべき国王ヘンリー八世が、私有財産の保有が認められない国を「ユートピア」として、つまり理想の国のように論ずることを、何故、モアに容認したのだろうか、ということになる。

その点に関連して、例えば、絶対王政の推進を志向するヘンリー八世は、国王たる自分の所有物であるはずの臣民が、ある者はギルドの一員としてロンドンの世界に所有され、また多くの者が信徒の名のもとに教会に所有されていると考えたのではないか。そういった考えからすると、『ユートピア』の中で展開されている、私有財産権の否定という思想には、まさにギルドや教会から人々を解き放つ、絶対王政を支える新しい理念に立つ社会の構築に向けた視点が示されている、とヘンリー八世は思ったのではないだろうか。

医学はあらゆる科学の中で「最高・最善」

またモアは、ユートピアにおける医学について、ヒロスデイに次のように述べさせている。(ヒロスデイ)「医学の助けを必要としない点にかけて世界の中、恐らくユートピアに及ぶ国はないと思われるが、その反面この国ほど医学を尊重する国もほかにない。彼らは医学の知識をあらゆる科学のうちの最高・最善の一つに数えているのである。われわれがこの学問の力によって自然の神々を探求する時、われわれはそこに驚異にみちた大きな喜びを感ずるとともに、自然の創造主の賞讃をうることができる、と彼らは考えている。創造主がこの荘厳雄大な世界を創ったのも、他の発明者の場合と同じように実に人間に見てもらうためにほかならなかったからである。」（モア、一二八頁）

医学をあらゆる科学の中で「最高・最善の一つ」に数えるというユートピアの論理は、ギルドや教会に占有される人間像に対して、人間の尊厳という新しい人間像に迫る論理として驚くほどに斬新であり、明らかに中世を超える感覚に満ちていた、と言えるのではないだろうか。イタリア・ルネッサンスがここにも新しい思潮を創っていたのであろうかと思える。

『ユートピア』によって、医学が初めて近代社会の中に、絶対王政の名によって固有の特別の位置を与えられたと考えることができる。このことは人類の医学の歩みにとって決定的に重要なことであったように思える。

(二)ロンドン王立内科医学会の成立

イギリスでいえばオックスフォード大学やケンブリッジ大学で医学を学んだ人が、フィジシャン（physician）と呼ばれた。内科医と訳されている。彼らが診るのは、貴族や裕福な人たちに限られていた。

医学は科学の中で「最高・最善の一つ」とされる中で、一五一八年九月二十三日、ヘンリー八世によって勅許が授与され、フィジシャンの恒常的学会設立の請願が認められ、ロンドン王立内科医学会（Royal College of Physicians of London）が設立された。

請願の署名者は、トーマス・リネィカーを代表とする王室内科医三名、内科医三名の医師六名に、ときの枢機卿トーマス・ウルジーであった。学会設立によって、ロンドンとその周囲七マイルの範囲においては、オックスフォード大学とケンブリッジ大学で医学を学んだ者以外は何人たりとも学会長と学会の許可なくして医療を行うことを禁じられた。

学会の長は「会長（President）」と呼ばれ、彼の前ではすべての会員は平等であるとされた。親方もない、弟子もない、会長に対してすべての者が直接の責任を持つという、そうした学会のあり方は、ギルドあるいは教会の古く強固な体制に対し、まさに時代を画する、新たな挑戦であったのではないだろうか。その普遍性にこそ、ロンドン王立内科医学会が今日まで存在し、その権威の保持を可能としてきた基盤があるのではないかと思える。そのあり方は、それまでのギルドの「徒弟制」に対して言えば、「プロフェッション」と呼ばれるべきものであろう。

トーマス・モアの私有財産権を否定した『ユートピア』、またマルティン・ルターの積善主義を排した宗教改革などの理念が、イギリスのルネサンスとも言うべき「人間の発見」

を目指す新しい時代の空気をつくる中で、ヘンリー八世は、オックスフォード大学やケンブリッジ大学を卒業した「医師」に目をつけ、医学は「最高・最善」という視点に立って「医師」の組織を構築した。ロンドンと闘うために、こうして「プロフェッション」という概念を担う体制を創出した。そして現代の「医師」に繋がる、「医師」の固有の立場が生まれたと言えるだろう。（多田羅浩三：「ロンドン王立内科医学会」成立試論(1)〜(5)、日本医事新報2708:95-98, 2717:89-91, 2721:90-92, 2722:81-82, 2727:116-117,1976.）

(三)アポセカリー協会の発足

イギリスにおいて古来より、庶民の医療を担ってきたのはアポセカリー(apothecary・薬種師)である。彼らは元来、食料品組合に属していた。一般の人たちが身体に何かの症状がある時には、アポセカリーを訪れた。彼らは、徒弟制によって養成される街角の薬屋である。訪れる人の話しを聞いて相談にのり、判断をして症状に即した薬を調剤すること、またフィジシャンが発行する処方に基づいて薬の調剤をするのが、彼らの仕事であった。実質的に、彼らが街の一般の人たちの医師であったということになる。

フィジシャンとアポセカリーの違いは、フィジシャンは貴族や裕福な人の自宅を訪れ、診察を行い、薬の処方をして、患者から謝礼を受け取った。処方に基づいて調剤をしたのは、アポセカリーである。アポセカリーは店を訪れる人の相談にのって、症状に対応する薬の調剤を行った。その場合、調剤した薬剤の代金は請求できるが、症状について相談にのって判断する、その判断料の請求は認められなかった。

アポセカリーたちには、いつも人々の身近にあって、医療を担っているのは自分たちだという自負があった。そして当然、アポセカリーたちは患者の相談にのって判断したことに対し判断料を請求できる、資格が認められることを願っていたことはいうまでもない。それに強く反対したのは、もちろん内科医学会である。そういう中で、有名なフランシス・ベーコン（一五六一〜一六二六）の支援を受けて、フィジシャンに対等な自立的な自らの立場の獲得を目指して、一六一七年に食料品組合から独立してアポセカリー協会（Society of Apothecaries）を設立した。

以降、内科医学会とアポセカリー協会の長い論争が続くことになる。こうした論争を通じて、フィジシャンとアポセカリーという二種類の医師の伝統がイギリスの医療体制の中で育ってきたと言える。

フィジシャンは、貴族や裕福な人たちの主治医であり、ロンドンでは、アポセカリーが市民の診療の二〇分の十九を担っていたとされる。一六六五年のペストの大流行の時には、多くの内科医は金持ちの患者と一緒に街から田舎へ逃げてしまい、市民の面倒をみたのはアポセカリーであったというのは有名な話である。

外科を行う人は、サージャン（surgeon）と呼ばれた。外科医である。彼らは、ほとんどの人が理髪業を主な生業としており、バーバーサージャン（barber-surgeon・理髪外科医）の組合に所属していた。一八〇〇年にロンドン王立外科医学会（Royal College of Surgeons of London）を設立して独立した。一八四三年にイングランド王立外科医学会（Royal College of Surgeons of England）となった。

フィジシャン（内科医）とアポセカリー（薬種師）という二種類の医師が、ヨーロッパ世界では中世を通じて存在した。そして、ロンドンという大きな商業都市が存在したイギリスでは、アポセカリーは大きな勢力をもっていた。こうして勢力を争う、フィジシャンとアポセカリーという二種類の医師が存在したということが、この国の医療制度のあり方に決定的な影響を与えることになった。

時代が進み産業革命の時代になり、十九世紀、イギリスは世界の工場として活躍することになってきた。つまり、土地に代わり、工場を基盤とした生産が経済活動の主流となる時代になり、多数の労働者が工場に集まり、人口の都市への集中が急速に進んできた。結果として、街に多数の労働者があふれ、彼らは職を失うと行くところもなく路頭に迷うことになった。そのような中で、街で生活する多数の労働者が病気になった時、訪れたのはアポセカリーである。重要なことは、こういう事態になって、もはやこのようなアポセカリーに対し独立した診療を行う資格を与えないでおくということが難しくなってきたことである。一八一五年にアポセカリー法が制定され、長年のアポセカリーたちの念願であった、独立した診療を行う資格を授与する権限がアポセカリー協会に与えられることになった。これによって、二〇〇年に及んだ内科医学会とアポセカリー協会の論争は、アポセカリー協会の勝利に終わったように見えた。

しかし一方、病魔に襲われた労働者を収容する施設として、病院が建築されてきた。こうして生まれた病院は、多数の患者を収容すること、その多数の患者の中から症状のそろった患者を集めて区分収容すること、そして亡くなった人の病理解剖をすることができるという、固有の役割を担うことができた。このような病院という施設が有する特徴を生かして、ガイ病院のブライト医師が、一八二七年に、身体に浮腫、たんぱく尿、病理解剖で腎臓に器質的病変という、三つの症状がそろった症例、二十四例を報告した。この症例はブライト病と呼ばれた。人類の医学は、こうして「病人」が有する「症状」の中に「疾病」を発見するという診療方法を手にして、「診断学」という新しい手法に依拠する時代を迎えたことは、先に述べたとおりである。

㈣医薬分業体制の成立

こうして生まれてきた、新しい医学の技術である「診断学」を教える場所として、ロンドンの多くの病院に付属の医学校が設立されてきた。一八五八年には、医学校が十二か所を数えたことは、先に述べた。多くのアポセカリーが薬を手放し、この新しい病院の医学校に入学してきた。こうして薬を手放して医学校で学んだアポセカリーが、一般医(general practitioner)と呼ばれる医師として登場するようになった。これは、ほぼ一八一五年から一八五〇年の頃のことで、極めて短い間にアポセカリーは薬を捨て、一般医という医師になってきた。そして地域における医療において医薬分業の体制が一挙に進んだ。

このような病院の内科医が領導する医界の実態に対応するために、一八五五年、イギリス医師会が発足して、一八五八年に新しい医師法が制定され、医界の管理を担う機関として一般医療審議会が発足した。結果として十九世紀の中葉以降には、アポセカリーと呼ばれる人は、ほとんどいなくなった。

この間の事情についてマークス・ベックという外科医が、一八八二年にロンドンのユニバーシティ・カレッジで行った講演で、次のような非常に興味深い話をしている。

「アポセカリーは、しかし彼らの低い地位に満足ではなかった。彼らは、王立内科医学会と同じような条件で、医師資格を授与する権限を望んでいた。それゆえ彼らは、彼らの徒弟制を五年と定め、医学校に出席することを強制化した。確かに、この頃、ほかのどの団体よりも、医療界の一般的知識水準を向上させるのに、彼らは大きな役割を果たした。しかし、その間に彼らは彼ら自身の専門の仕事を忘れ、薬品業における彼らの力が彼らの手からこぼれるのを許してしまった。一八四一年に別の組織、大英国薬剤師協会が設立され、薬品業に関係するアポセカリーの仕事をすべて引き継いだ。結局、一八五八年の法律は、二つの学会とアポセカリー協会の資格を、実際上同じものにしたのである。しかし同時に、一八一五年に改革が意図された問題点のいくつかが、より深刻な形で再び現れてきた。薬を売り、無料で指示を与えていた古いアポセカリーがいなくなって、彼らの市場がケミストやドラッギストに残された。彼らは、まさに『自分で仕掛けた罠に自分ではまってしまった』ようなものである。彼らは一般医の地位を高め、内科医学会も最後には妥協してその存在を認め、彼らの利益もはかって適切な試験を実施するにいたった。しかしアポセカリーは、薬品業における影響力を全く失ってしまった。それゆえ彼らの資格は、その保持者になんら特別の権限を与えるものではなくなってしまった。そうなるとアポセカリー協会資格者（LSA）の名称よりも、内科医学会資格者（LRCP）の名称を、誰でも好んだことはいうまでもない。結局アポセカリーが続けて存在する理由は全くなくなってしまった。」(Marcus Beck. Introductory Address delivered at University College, London, *The Lancet* 14 October p.610,

1882.)

アポセカリーは、結局、「医師」という資格を得るために、その存在基盤であった「薬」という「商品」を手放してしまった。まさに「罠にはまってしまった」。つまり「薬」を手にしながら「医師」としても仕事をするという協会の思惑は、あっという間に崩壊してしまった。こうして、イギリス、あるいはヨーロッパ各国における「医薬分業体制」が生まれ、内科医学会は、医業界におけるヘゲモニーの保持に成功したのである。

イギリスでは、ここに述べたようにフィジシャンとアポセカリーという二種類の医師が存在したという、医師職の系譜がある。この系譜を受けてイギリスでは、現代においてフィジシャンを祖とする病院の専門医とアポセカリーを祖とする街の一般医という、大きく二種類の医師が存在する医師世界の構造が生まれ発展してきた。その結果、イギリスの国民保健サービスは、文字どおり病院の専門医のサービスと地域の一般医のサービスが、それぞれ厳格に区分されて重層的に層として存在するという形によって運営されている。ここには医師職の興隆の系譜に即して育った、医療制度の典型的な体制が示されていると思われる。

二．予防と治療の協力体制

イギリスでは一八三五年に都市団体法が成立して、一七八の都市に住民が自らの市会を持つ法的立場が認められた。そして、一八八八年の地方自治体法によって、行政県（County・六十二か所）、および特別市（County Borough・人口五万人以上五十七か所、五万人以下四か所）が設置され、それぞれ県会、市会が認められ、地方が行うすべての業務の当局となった。また一八九四年には、地方自治体法によって各県は市部地区と農村部地区に分けられ、各地区に地区会が創設された。

㈠国民健康保険制度の発足

このように地方自治体の体制が整備されてくる中で、シドニー・ウエッブ（一八五九〜一九四七）らの「フェビアン協会」の人たちを中心に、それまでの古い救貧法体制を廃止し、そこで担われてきた機能はすべて新しく成長してきた地方自治体の機関が担うべきである、ということが主張された。それらの人たちの意見を代表して、一九〇九年に王立救貧法審議会の「少数派報告」が、救貧法保護委員会（六四六か所）、および保護委員（二万四〇〇〇人）を廃止して、その業務を県会の保健（Health）、教育（Education）、施設（Asylums）、年金（Pension）の四つの委員会へ移管することを提言した。

こうした自治体依存型の考えが強力に主張される中で、ドイツにわたり中央の立場から、この国で一八八三年に発足した疾病保険制度に学び、一九一一年の国民保険法の制定を進めたのが、大蔵大臣のロイド・ジョージ（一八六三〜一九四五）である。そして、一九一三年に国民健康保険制度による給付が始まった。この制度によって、地方に保険給付の管理を担う機関として保険委員会、傷病手当金の管理を担う機関として認可組合が設置された。結果として、救貧法以来、税金に依拠してきた地方社会に保険制度に依拠した体制が発足した。

この制度では、年収一六〇ポンド未満の被用者本人のための一般医サービスが給付の対象となった。そして一般医へは、人頭報酬制によって診療報酬が支払われた。この場合、一般医は難しい患者に時間をとられても、収入の増加を期待できない。結果として、患者はどんどんと病院に送られるようになった。このような中で、一般医サービスの充実、一般医サービスと病院サービスの間の順当で効率のよい連携をどのように構築するかが、大きな課題となってきた。この課題に対して出された提案のうち最も代表的なものが、当時のロンドン王立内科医学会の会長で国王ジョージ五世の主治医を務めていたドーソン卿（一八六四〜一九四五）を委員長とする「医療並びに関連サービスに関する諮問理事会」が、一九二〇年に発表した報告『医療並びに関連サービスの将来計画に関する中間報告』（ドーソン報告）である。

(二)ドーソン報告

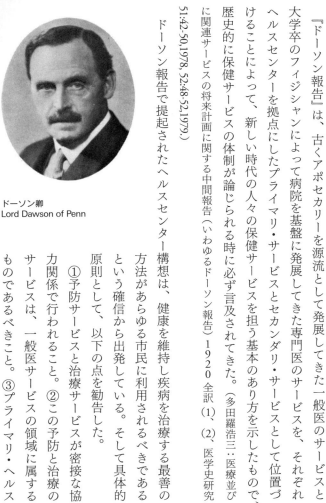

『ドーソン報告』は、古くアポセカリーを源流として発展してきた一般医のサービスと大学卒のフィジシャンによって病院を基盤に発展してきた専門医のサービスを、それぞれヘルスセンターを拠点にしたプライマリ・サービスとセカンダリ・サービスとして位置づけることによって、新しい時代の人々の保健サービスを担う基本のあり方を示したもので、歴史的に保健サービスの体制が論じられる時に必ず言及されてきた。（多田羅浩三：医療並びに関連サービスの将来計画に関する中間報告（いわゆるドーソン報告）1920全訳(1)、(2)、医学史研究51:42-50,1978, 52:48-52,1979.）

ドーソン卿
Lord Dawson of Penn

ドーソン報告で提起されたヘルスセンター構想は、健康を維持し疾病を治療する最善の方法があらゆる市民に利用されるべきであるという確信から出発している。そして具体的原則として、以下の点を勧告した。

①予防サービスと治療サービスが密接な協力関係で行われること。②この予防と治療のサービスは、一般医サービスの領域に属するものであるべきこと。③プライマリ・ヘルス

センターとセカンダリ・ヘルスセンターが存在すべきであって、プライマリ・ヘルスセンターのスタッフは一般医であり、訪問顧問医の援助をうけること。④プライマリ・ヘルスセンターは十六〜三十二床、あるいはそれ以上のベッドを有し、かつ地方の予防サービスの中枢であるべきこと。⑤より困難なケース、より専門的処置を必要とするケースはセカンダリ・ヘルスセンターに送られるべきこと。同センターのスタッフは顧問医と専門医であること。セカンダリ・センターのいくつかは教育病院でもあること。

ドーソン報告の内容は治療サービスに並ぶ、医療における予防サービスの実施を一般医の役割として具体的に提起したものとして、歴史的で画期的なものであった。一般医が予防サービスを担うという観点から、国民保険制度では一般医のサービスに対し人頭報酬制が導入されたと考えられる。そして国民健康保険制度について、それまで受診による費用負担が障碍となって、早期の医療受診ができなかった市民も被保険者となって無料の医療を受診できるとなれば、早期受診が進み、疾病の早期発見、あるいは予防が進み、医療費は必ず遠からず減少してくると推測された。それゆえドーソン報告でも、予防サービスを担う一般医の役割が大きく強調されたのである。しかし現実には、皮肉なことに国民健康保険制度のもとに一般医を訪れる患者は今まで受診を抑制されていたような一人前の患者ばかりで、期待されたような予防サービスの実績をあげることはできなかった。結果として医療費は高騰を続けたのである。

またドーソン報告は中間報告として発表された。保健サービスの管理組織について、自治体の法的な委員会とするのか、あるいは自治体から独立した協議会とするのか、結論を出すことができなかったからである。

こうして救貧法審議会少数派報告、国民健康保険制度、ドーソン報告を経て、病院の専門医と地域の一般医によって分担して担われる、地域の保健サービスをどのような体制によって管理するのか、一〇〇年におよぶ長い論争の歩みが始まった。

三．国民保健サービス

第二次世界大戦後に行われた第一回の総選挙において労働党が勝利して、一九四六年に国民保健サービス法が制定され、一九四八年に国民保健サービス（National Health Service, NHS）が発足した。

制定された国民保健サービス法では、それまでの地方レベルにおける保健サービスの管理体制をどのようなものとするかの議論は置かれ、鉄道を初め社会資源の「国有化」を政策の柱とした労働党政府によって、すべての病院の「国有化」という道が選ばれた。そして、病院サービスは地方病院局、一般医サービスは執行理事会、公衆衛生サービスは自治体によって管理されるという三分立の管理体制が実施され、その三者の連携の形が地方医療計画（Regionalization）と呼ばれた。そういう形で、一九四八年、世界中の人々が注目する中で、戦後の社会へのイギリスの人たちの大きな期待を受けて、国民保健サービスが誕生した。その歩みは、人類の社会保障の歩みを代表するものであったと言えるだろう。

国民保健サービスでは、病院の国有化という現実を受けて、病院サービスの充実ということが基本の課題となってきた。ヘルスセンターは一般医がグループでサービスを担う拠点としての役割が取りあげられた。しかし、そのセンター設立の責任は地方自治体にあったが、その地方自治体は住宅建設で手いっぱいであった。一方、政府は、国有化された病院の拡充にまず着手されねばならなかった。そのため一九五九年になっても、イングランド全体でも二十三か所のセンターしか存在しなかった。結果として、一般医にとって歴史的な懸案であった予防サービスの推進は二の次となり、病院の医療を受ける患者の選別役を期待されることになったと思われる。（R. Stevens.*Medical Practice in Modern England*, pp.156-160, Yale University Press, 1966.）

一九六二年にイギリス医師会の「医療サービス検討委員会」（委員長アーサー・ポリット卿）の報告『大英国における医療サービスの検討』（いわゆる『ポリット報告』）が発表された。この報告では、管理単位としての「地域（area）」の概念と、機関としての「地域保健委員会」の設立が提起された。これによって病院、一般医、公衆衛生の三分立のサービスを一元的に「地域」を単位として管理する体制案が具体的に初めて示された。そして一九六八年に、『イングランドおよびウェールズにおける医療ならびに関連サービスの管理機構』(いわゆる『第一次グリーン・ペーパー』)が発表された。『グリーン・ペーパー』でも中心課題として、ポリット報告の方向を受けて、一つの「地域」における医療ならびに関連サービスは、一つの当局によって統一して管理されなければならないとされ、「地域委員会」の考え方が示された。

(一)「地域主義」の追求

一九七二年に、『国民保健サービス機構改革・イングランド』、いわゆる『七二年白書』が発表された。保健サービスと社会サービスを単一の管理機構のもとに入れるということは、国民保健サービスを地方自治体のもとに置くことによって達成されるということであるのだが、ここでは「少なくとも近い将来においては、それは達成されない」とされた。そして、企画部門であると同時にサービスの管理部門である「地域保健局(Area Health Authority)」が地方自治体の外に設置され、管理機関は二段階システムとされ、「地域保健局」の上部機関として「地方保健局(Regional Health Authority)」を置くことが提起された。

一九七四年には、七二年白書によって示された方向で国民保健サービスの機構改革が行われ、九十の地域保健局と十四の地方保健局が設置された。

イギリスはこれによって、救貧法審議会報告、あるいはドーソン報告以来の長い課題である、地方レベルにおける病院、一般医、公衆衛生のサービスを一元的に管理する保健サービスの管理体制について、地方自治体から独立した体制とすることによって、その体制を創設することに初めて成功した。一六〇一年の救貧法が、救貧事業の管理を各教区に任せたことにも匹敵する、画期的な展開といわなければならないだろう。

これによって、病院、一般医、公衆衛生のサービスに対する三分立の管理体制が、「地域」を基盤とし、公衆衛生サービスを底辺として一般医、病院のサービスが三層に重なる管理体制に生れ代わった。イギリスにおいては、陪審制度や救貧法の長い伝統を受けて、自らの地域のサービスは自らの地域で完結するという「地域主義」の理念がとくに尊重されてきた。その地域主義を担う機関を地方自体の外に置くことによって、イギリスの社会は自律的な「地域主義」の新しい体制を創設することに成功したのである。ここには、イギリスの人たちの無原則のようにさえ見える形であっても、歴史的な課題に向かって方法は問わず、あくまで進むという、極めて頑固な一面が見られるように思う。（多田羅浩三：英国NHS機構改革に関する史的一考察(1)~(9)、日本医事新報 2617:83-86,2618:79-81,2620:89-91,2621:89-

92,2625:88-91,2626:88-89,2627:85-89,2628:89-92,2634:87-90,2683:83-86,1974.)

(二)内部市場方式の導入

一九七九年には、白書『患者が第一』が発表され、県レベルの地域保健局を廃止し、市町村レベルの「地区保健局」を設立すべきである、と勧告した。そして一九八二年には、この勧告にもとづいて「地域保健局」が廃止され、代わって一九二の「地区保健局（District Health Authority）」が設置された。

この改革によってイギリスは、「地域主義」の新たな地平に立ったと言える。しかし、完成した「地域主義」に立った場合、例えばAという地区のAという一般医は基本的にA地区のA病院に患者を紹介しなければならないということになる。この場合、病院は患者サービスに向けた運営努力があってもなくても、患者は自然に確保されることになる。一方、人頭制で報酬を受ける一般医は、本来、難しい患者を安易に病院に紹介するという傾向を持っている。結果として、病院サービスの待機患者の数が年々増大するという事態が生まれた。イギリスはこうして、自ら追求してきた「地域主義」に立ったシステムによって、サービスが行き詰まってしまうという深刻な事態に直面することになったのである。

そうした中で、「競争のないところに進歩はない」との考えのもと、一九八九年にサッチャー首相の決断によって、白書『患者のためにはたらく』が発表された。白書は、一般医をサービスの購入者とし、病院と地域保健ユニットをサービスの提供者にするという方式による、国民保健サービスへの「内部市場方式」の導入を提案した。

内部市場方式導入の具体的な内容としては、中央の機関として保健省に戦略的な決定に責任を負う新しい政策委員会、およびサービスの運営に責任を負う運営実行委員会を置く。そして、病院と地域保健ユニットは自己管理の「NHSトラスト」の立場に応募することができる。トラストは、国民保健サービスの中に留まるけれども、財政運営や施設の運営により大きな自由度が与えられる。そしてトラストの収入は、保健サービスの購入者にサービスを提供することによって確保されるとされた。

一方、一般医の診療所については、一万一〇〇〇人以上（後に九〇〇〇人、さらに七〇〇〇人に減少）の登録住民を有する診療所は、自らの予算（基金）を保有し、提供者からサービスを購入する資格に応募することが認められた。そして地区保健局も、年齢および疾病の状況を加味した人口に応じて、サービスを購入するための基金を受け、公的あるいは私的な部門の提供者から住民のためにサービスを購入するという役割をも担うことになった。

(三)プライマリケア・トラスト

一九九〇年六月、国民保健サービス・地域ケア法が成立した。そして一九九一年四月から国民保健サービスでは、一般医診療所がNHSトラストからサービスを購入するという「内部市場」の考えをもとにした政策が実行されることになった。その前年の一九九〇年十二月には五十六のNHSトラストが承認されており、一九九四年には実質上、すべての病院と地域保健ユニットがNHSトラストとなった。ただし、自治体の福祉部門によって運営される地域ケアは、一九九三年四月の開始に延期された。

一九九七年、イングランドには四二九のNHSトラスト、基金保有一般医一万三四二三人、一〇〇の地区保健局（一般医三万一七四八人、歯科医一万五九五一人、薬局九七八七か所、眼科契約者六七七八人を管轄）が存在した。

そして、この年の十二月、新しく政権についた労働党政府は、白書『新しい国民保健サービス：モダン・頼りになる』を発表した。その中で労働党は、一般医診療所にサービスの「購入」を委託することの利点を認め、最大限利用することを目指す方向を示し、個々の一般医による基金保有方式は廃止するが、サービスの購入・購買のシステムはむしろ一般化するという政策を進め、すべての一般医は約四八〇のプライマリケア・グループに統合するとした。しかもこれは、将来は約三〇〇のプライマリケア・トラスト体制に移行していくための過渡的な処置とされた。計画は二〇〇〇年四月に始められ、二〇〇四年に移行は完了するとされた。

こうしてプライマリケア・トラストができると、地区保健局に委託してきたサービス「購入」の役割もトラストが引き継ぐことになり、そのため地区保健局は、二十八の戦略保健局のもとに再編されることになった。二〇〇四～二〇〇五年には、全国に三〇三のプライマケア・トラストが存在した。

プライマリケア・トラストは、原則として一般市民の代表が過半数を占める十一人の委員からなる委員会によって管理される。そしてトラスト方式の導入に際して、一般市民の代表がトラスト委員会の委員長に就くこととされ、市民の代表が伝統のプライマリケアの管理の頂点に立つという体制が導入された。これによって、イギリスの国民保健サービスは、時代を画する新しい扉を開いたといえる。

しかし、こうしてイギリスの地域主義の精神のもとに生まれたプライマリケア・トラストは、その進展の途上という状況にある中で、あまりにも唐突に国の政治決定によって二〇一三年四月一日に廃止され、その役割は臨床委託グループ（Clinical Commissioning Group）に引き継がれている。プライマリケアの管理体制について、常に世界各国の先頭に立って歩みを領導してきたイギリスの一般医が、突如、その道を失うことになってしまった。プライマリケア・トラストは結局、小さなビュロクラシーの世界をつくっていたのかもしれない。かつてのサッチャー首相の「競争のないところに進歩はない」という言葉を思うと、国民保健サービスの基礎になっている一般医に対する人頭報酬制、つまりプライマリケアに値段をつけたくないというイギリス人が何よりも大事にしてきた伝統の保健サービスの理念の上に競争の世界を実現することが、如何に難しいかということをイギリスにおける国民保健サービスの歩みは教えてくれている。

二〇一五年のクリスマスに、オックスフォードのブラックバード・リース・ヘルスセンターの一般医のフィオナ・ダックスブリ先生から、次のようなメールをもらった。

「イギリスの一般診療は、現在、決して順当とはいえない。使命観は低下し、多くの一般医が彼らの職を去っている。もし彼らが五〇歳代後半で、まだパートナシップを獲得していなければ、いち早く退職するか、オーストラリアかニュージランドに行くだろう。新しく資格を獲得した医師に研修ポストに応募し、パートナシップにつくことを進めるのは難しい。誰もパートナーシップに応募しない。結果として多くの空席が存在しており、一般医は仕事を終えるのに、非常に長時間、日に十三時間、十四時間も仕事をしている。」

地域主義の伝統に立って、自らの地域のプライマリケア体制の構築に輝かしい実績を積み、プライマリケア・トラストの構築にまで到達したイギリスの一般医がその展望を失っている。一方的な政治決定の所産は、余りにも悲惨のように見える。

一．コッテージ・ホスピタルの誕生

時代は工場生産の時代となり、建設されてきた病院の機能を基盤に付属の医学校が生まれ、病院を主役とする新しい医学の時代が始まった。人々のプライマリケアを担ってきたアポセカリーが、医学校で診断学を学び、薬を手放し、一般医と呼ばれる医師として登場してきた。しかし病院は、すべて王立内科医学会や王立外科医学会の医師が君臨する殿堂であり、一般医には病院のベッドを利用することは認められなかった。このような状況の中で王立学会の医師のいない山間や僻地において、一般医が共同で運営する、一般医にオープンな病院、コッテージ・ホスピタル（Cottage Hospital）が生まれた。コッテージ・ホスピタルは、一八五九年に外科医のアルバート・ナッパによって、サリのクランレイに建設されたものが最も初期のものである。その後増加を続け、一八九五年には二九四か所を数えたとされている。(Sir Henry Burdett. *Cottage Hospitals*, pp.5-10, The Scientific Press, 1896.)

コッテージ・ホスピタルの特徴は、次の三点に要約される。

①地区のすべての一般医に対しオープンであること。②農村地方の施設であって、近くの病院に通院することがむずかしい村や町に存在した。③患者は、財力に応じて少額の料金を払わねばならない。

二、コミュニティ・ホスピタルの興隆

一九六二年に、保健省から「病院報告」が発表された。この報告は、将来病院サービスは規模の大きい地区一般病院を基盤とすべきことを提案した。そして近隣の小病院は閉鎖されるべきであるとされた。

そういう中で、オックスフォードで一九六九年に第一号のコミュニティ・ホスピタル(一般医病院)が生まれた。このコミュニティ・ホスピタルの概念が、次第に広く受け入れられるようになり、地域の古くからのコッテージ・ホスピタルがコミュニティ・ホスピタルとして生まれ変わり、今日に至っている。

イングランドで診療に従事している一般医の人数は、二〇〇八年において約三万六〇〇〇人であった。コミュニティ・ホスピタルは、一般医の日々の診療活動のかけ

がえのない拠点である。コミュニティ・ホスピタルは、全てプライマリケア・トラストによって運営されていた。イングランドでは、二〇〇七年に九十五のトラストがコミュニティ・ホスピタルを運営しており、約三二〇のコミュニティ・ホスピタルが存在した。これらのコミュニティ・ホスピタルに存在した病床数は一万一七〇一床で、イングランドの全病床数十六万二九七床の七・三％を占めた。

オックスフォードシャーには、二〇〇八年に八か所のコミュニティ・ホスピタルがあり、二四〇床の病床が存在していた。この年、筆者が訪問したアビンドン・コミュニティ・ホスピタルはそのうちのひとつであり、病床数は四十二床、地域の六か所の診療所の十五〜十六人の一般医が利用していた。この病院の診療圏の住民の人口は、アビンドンだけでなく周辺の村も含む、近隣地区全体の十一万五〇〇〇人であった。

コミュニティ・ホスピタルは一般医にとって不可欠の施設であり、彼らは頻繁に利用した。この病院の四十二床はほぼ常時満床で、空きベッドは非常に少ない状態であった。確実に、この病院は地域の住民のヘルスケアの中心的存在となっていた。重要なのは、急病になったときは急性疾患病院へ行って治療を受け、その後、速やかに地元へ戻り、家族や友人に囲まれ地域でケアが受けられることである。そのための施設として、コミュニティ・ホスピタルが非常に重要な役割を果たすということである。

コミュニティ・ホスピタルのスタッフは、主として看護師である。病棟には理学療法士と作業療法士がいる。外来クリニックには足治療師（キロポディスト）がいる。診断設備ではX線装置がある。また軽傷ユニットもあり、看護師が毎日、軽傷の患者のケアを担当している。時間外診療も実施し、二十四時間診療体制を敷いている。看護師と療法士が主で常勤の医師はいない。様々な診断を受けた患者を受け入れていて、一つの疾患に限らないようにしている。どのような症状があるかということよりも、患者がどのようなサービスを必要としているかを考慮するようにしている。

アビンドン病院のように小規模であることは悪いことばかりではない。入院患者一人につき一日の費用は約一八九ポンド（三万円）である。これは急性疾患病院に入院する場合に支払う額と比べると高くない。しかも、ここでは治療と回復の効果の持続性を確保することができる。病院を退院後に症状によって入退院を繰り返すよりも、症状に対し中間のサービスを提供し、完全に改善し、自宅に戻ってもらうことができる。

コミュニティ・ホスピタルのような小規模の地域に密着した施設が拠点施設として存在することは、地域ケアの推進に対して不可欠の条件であることが、社会でも少しずつ理解されるようになってきたとアビンドン病院の婦長が話してくれた。

三　アメリカでの展開

コッテージ・ホスピタル型の病院が最も大きく発展したのがアメリカであろう。アメリカこそ、全ての地域が王立学会の医師もいない、まさに最も僻地であり、農村、山間部であった。アメリカにも、最初の病院、フィラデルフィア・ペンシルバニア病院が一七五一年に創設され、一七七三‐七五年にニューヨーク病院が建設された。

そして一八三九年には、イギリスに先だってマサチューセッツ州にローウェル病院というコッテージ・ホスピタルが設立されている。今日のアメリカの病院の多くは、このコッテージ型の病院から発展したものであると思われる。少なくともイギリスに見る限り、病院は一般医に対しては決定的に閉鎖された施設であり、そういう病院が存在しない山間部において一般医に対してオープンな病院として、コッテージ・ホスピタルが生まれた。そのことからするとアメリカに普遍的にみられる地域の医師に対してオープンという病院のあり方は、このコッテージ型の病院を源流としていることを端的に示しているように思える。

こうして近代の病院は、基本として常勤の管理医師のいる病院と常勤の管理医師がいなくて地域の医師にオープンな病院という、二種類の類型によって発展してきたとみることができる。日本では、ドイツにならって、常勤の医師のいる病院が発展したが、さらに多くの病院が医師自身によって所有されているというような状態は、非常に特異な形であり、第三のあり方を示しているといえる。

四．子どものホスピス

一九八二年、オックスフォードに世界で初めて、子どものホスピス、ヘレンハウスが発足した。施設の創設者はシスター（教会修道女）のフランシス・ドミニカである。一九七八年に一人の若い女性から電話があって、二歳の娘ヘレンが生命に関わる重病だと言った。フランシスがシスターであること、そして病気の子供の看護師をしていることから会って話をしたいと言われた。ヘレンが病院で過ごした六か月の間に、フランシスと家族は友だちになった。そして一九八〇年二月、フランシスは一人の小さな女の子ヘレン、そしてその家族と結んだ極めて特別な友情関係を他の非常に重い病気にかかっている子供たちとその家族にもひろげることができないだろうか、と考えた。そしてヘレンの両親とともにヘレンハウスの設立計画を建て、一九八二年十一月にオープンした。世界で初めての子供専用ホスピスの誕生である。人が死を迎える時、一番大切なのは「友人が傍にいること」というのがフランシスの考えである。

ヘレンハウスは、医師、ケア主任、チーム・コーディネータ、小児科看護師十五人、保育看護師・ケアラ・遊び専門職十七人、ソーシャルワーカ二人、助手・家事スタッフ四人、事務職四人、マネージャらの人たちによって支えられている。二〇〇三年には一二三人の子どもたちがヘレンハウスを利用した。イギリスでは、二〇〇四年に三十三の子どものホスピスが存在した。

ヘレンハウスでは、何時でも、八人の子どもの世話をすることができる。子どもたちは、自分だけの部屋を利用することができる。家族も一緒に過すことができる。この施設の運営には、二〇〇三年には一七〇万ポンドの費用がかかったが、施設の運営費はすべて篤志の寄付によってまかなわれている。ここにはまさにドーソン報告以来の一〇〇年の歩みを経て、イギリスの地域主義がたどり着いた地平が開かれていると思える。

イギリスでは、一九六七年、ロンドンにセント・クリストファー・ホスピスが創設されて以来、地域に多数のホスピスが建設され、終末期にある患者の在宅ケアの拠点として大きな役割を果たしてきたことは周知のとおりである。そして一九八二年、オックスフォードに、世界で初めて子どものホスピス、ヘレンハウスが開設された。

ヘレンハウスでは、何時でも、八人の子どもの世話をすることができる。子どもたちは、自分だけの部屋を利用することができる。家族も一緒に過すことができる。

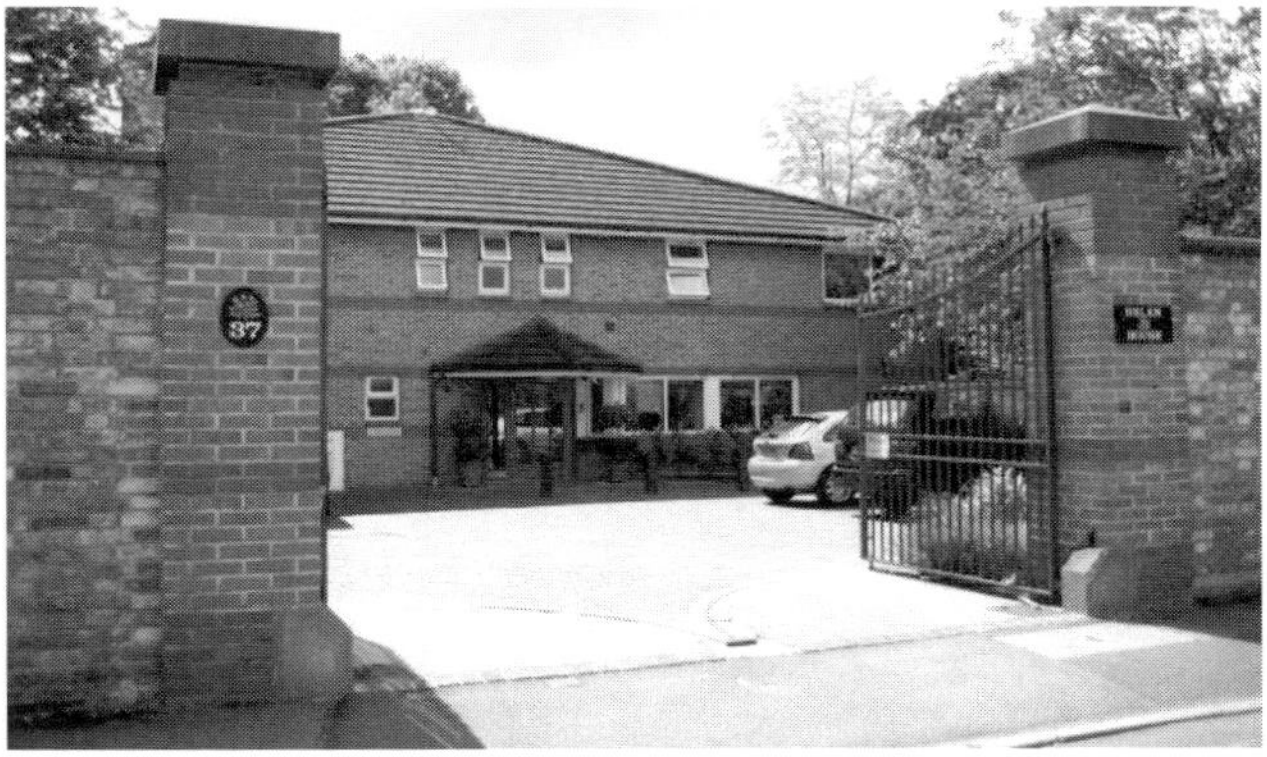
オックスフォードのヘレンハウス（2004年9月著者撮影）

訪問した時、ハウスのどの部屋も、おとぎ話に出てくるような世界が用意されているのに驚いた。やさしい人々の気持ちがいっぱい溢れていると思った。しかも、この施設の運営には、シスター・フランシスは政府からは一銭をもらってないと言った。そのため年に一五〇万ポンドの寄付を集めなければならないことを強調した。このような施設が、みんなの寄付でできたということはこんなすごいことはない。「自分のことは自分でやる」というイギリスの人たちの文化の長い伝統を象徴しているように思った。

ヘレンハウスで亡くなった子どもの体が安置される部屋の前に、亡くなった子どもたちの名前を記した立派な記録帳が置かれていた。子どもたちの名前がきれいな字でていねいに書かれているのを見ていると、子どもたちがどんなに大事にされていたか、そのことがはっきりわかった。

子どものホスピス、ヘレンハウスのシスター・フランシスの「最も大事なのは、コンパニオンシップの心です」と言った言葉が非常に印象深い。このコンパニオンシップ、つまり仲間意識という心が如何に深く、人々の日常の中に定着しているかは、例えばヘレンハウスは全て一五〇万ポンドの寄付によって運営されていることが、如実に示しているように思う。多様な子どもの世界を実現している施設は、このような人々の心があってこそ、地域の中で根付き、愛される施設として活躍できるということもまた、学ぶことができたように思う。

第七章　医師職・看護職の進展

一．医師職

㈠アメリカでの展開

イギリスの植民地であり、未開地であったアメリカには、大学で医学を学んだ立派な立場のあるフィジシャンが行くということはなかったと思われる。そのためイギリスからみれば、最果ての僻地ともいえる、この国で、人々の医療を担ったのはアポセカリーであり、一般医であったということになる。

イギリスでは、山間部など病院のないところで地域の一般医にオープンな病院、コッテージ・ホスピタルの開設が認められ、自ら運営するオープン方式の病院を建設していった。そして、この地域の医師にオープンな病院のあり方が、アメリカの病院の主流となっていった。つまりこの国では、歴史的には医師は源流において、一般医であり、病院の医師ではない。どのように立派に病院で活躍しているように見えても、この国の医師の源流は一般医である。一般医が病院を利用しているのである。だからこの国では、通常、医師は地域の一般医の伝統を受けて、地域にオフィスを持ち病院と契約して病院のベッドを利用している。この国の病院では、契約した地域の医師のために、病院で二十四時間の患者の世話をする医師が必要となり、レジデントやインターンという医師の身分が育った。そして、これらの医師の養成と確保のため専門医制度が必要になり、発展してきた。

㈡日本での展開

イギリスでは、こうして植民地であったような国へ出かけていったのは、アポセカリー、あるいは一般医という人たちであったと思われるが、わが国の場合は違う。東京大学や京都大学の選ばれた英才たちが、主としてドイツに留学した。当時のドイツでは、とくに一八七一年にドイツ帝国が誕生して、新しい国の建設に向けて国をあげて取り組んでいた。既に一八一〇年にはベルリン大学が発足し、大学を拠点とした病院において、ウイルヒョウらの活躍があって新しい科学としての医学が育っている、そういう世界で勉強したのである。わが国に伝えられたのは、あくまで大学を基盤とした病院の医学であり、そこで活躍する医師の姿であった。

そのため、まず大学医学部がつくられ、そこに付属病院が設立され、医師は全て病院の医学を学んだのである。そして卒業すると病院で何年か仕事をして、その後に多くの医師は地域で開業したのである。その意味でわが国の医師は、病院の医師はもちろん、地域の開業医もまた、病院で内科や外科、眼科、耳鼻科の専門の診療を行ってきた経験のある専門医であるということが大きな特徴となっている。わが国では、そのような系譜をもつ医師にとって病院は実家のようなものであり、病院医療への需要の増大に対し、どんどん病院へ患者を紹介することに抵抗はない。そして財力ができると自ら病院を開設することもまた技術的に可能であるということがあり、結果として、わが国は今日では世界でも例のない病院王国になっている。

結論的にいうと、イギリスには、病院を拠点にする医師と地域を拠点にする医師という、歴史的に二種類の医師が存在して、その二種類の医師が病院の医療と地域の医療をそれぞれ分担している。それが医療の基本の形である。一方、アメリカは地域の医師に由来する医師の国であり、日本は病院の医師に由来する医師の国であるという特性のもとに医療が発展してきた。これらの状況をみると、それぞれ医師の存在様式の特性によって、その国の医療の形が規定されているということがよくわかる。

二、看護職

(一)看護学校の誕生

路頭に迷う疾病労働者を収容する場所として生まれた施設が、ブライトを産婆役として「診断学」の拠点となり、「病院の医学」が生まれた。一方、ナイチンゲールによって「清潔」と「栄養」、つまり「看護」の拠点としての「病院の看護」が生まれ、看護学校が創設された。これらの二つの系譜があって、今日につながる「病院」の機能が生まれることになった。

この頃、国を開いた日本では「病院の医学」だけが一方的に輸入され、「病院の看護」は「病院の医学」に付随するものとして輸入されてしまった。ナイチンゲールによって開かれた、看護の独自の立場は驚く程顧みられることがなかった。結果として、「病院の看護」の相棒として、地域で活躍する「地区の看護」、その看護を担う「地区看護師 (District Nurse)」の体制は、わが国にはほとんど伝承されるということがなかった。このことがわが国における看護の理念に対する理解を、驚くほど片寄ったものにしてしまったと思われる。

(二)「地区の看護」

リバプールの貿易商ウィリアム・ラスボーンが、亡くなった彼の妻の世話をした看護師の仕事ぶりに感動して、貧しい人たちのための「地区の看護」推進の運動を始めたのは、一八五九年頃である。一八六二年には、ナイチンゲールの支援のもとにラスボーンによって、リバプール王立病院に看護学校が設立され、病院看護師、地区看護師、私的看護師の教育が行われるようになった。

リバプールが十六の地区に区分され、看護師が一地区に二名程度が配置され、一日五〜六時間、家庭での看護に従事した。このリバプールの方式が、その後多くの他の都市にもひろがった。一八七四年には、ロンドンに貧民のための地区看護師協会が結成された。一八八七年にはヴィクトリア女王在位五〇年記念基金をもとに、女王看護協会が発足した。一九四八年、国民保健サービスの発足時には、地区看護が地方自治体の管理のもとに置かれることになった。地区看護師は、女王の看護師（Queen's Nurse）であるという高い誇りを持っている。そして人口の高齢化がすすみ、高齢者の在宅ケアの強化がイギリスの国民保健サービスの重大な課題になってきたとき、その大役を担ったのはいうまでもなく、地域の看護に長い伝統を有する地区看護師であった。（Monica E. Baly. *A History of the Queen's Nursing Institute -100 Years* 1887-1987 -, Croom Helm, 1987）

イギリスのプライマリケアの最大の特徴は、地区看護の長い伝統のもとに多くの看護の専門職の人たちが、活発に高齢者のみならず小児や思春期にある人たちを多様な面から確実に支えているということである。

三、保健師

㈠訪問保健活動の始まり

一八六二年、マンチェスター・サルフォード婦人保健協会が貧困な人たちを訪問し、彼らに保健や小児ケアの方法を教えるために、初めて保健師（Health Visitor）を任命した。一八九二年に、バッキンガムシャー県会が、常勤の保健師を雇用した。一九〇八年、ロンドン県会がロンドン市の衛生当局に保健師を任命する権限を与えた。一九二四年には、保健省が保健師の研修規則を示した。

㈡保健師の強い立場

一九四六年の国民保健サービス法では、小児および病弱者を家庭に訪問する保健師をおくことが地方自治体の責務となった。そして保健師は五歳未満のすべての子どもを訪問しなければならないというきわめて強い立場を与えられた。イギリスのプライマリケアにおいて、保健専門職のチームケアが大きく成功したのも、保健師、あるいは地区看護師の存在があって、ケアが医師の一方的なリードによって支配されることを許さなかったことによると思われる。

㈢チームワークの推進—アタッチメント方式・予防と治療の協力—

イギリスの保健師にとって、母子保健を推進するための最も重要な目的は、親を訪問者としてサポートし、子供の健康を損なう予防可能な病気を防ぐことである。そのため妊娠期や出産直後から家族状況のアセスメントを行い、家庭内の事情、例えば家庭内暴力や住環境などを把握し、両親と子どもたちの友人として活躍してきた。訪問に際しての事前通知はなく、唐突に訪問するのが通常である。家族や個人の二十四時間のサポートのために、多様な専門職とのチームワークによる取り組みもすすめている。

一九七四年に国民保健サービスの機構改革があって、九〇の県レベルの地域保健局が創設された。これによって一般医サービスと地域保健サービス（保健師・地区看護師）の所属を越えたチームケア体制が生まれることになった。これを可能としたのが、アタッチメント方式と呼ばれる方法で、保健局の保健師、地区看護師を一般医の診療所、あるいはヘルスセンターに派遣して、アタッチさせるというものである。

このアタッチメント方式による医師、保健師、地区看護師のチームケア体制の実現は、予防サービスと治療サービスの協力を実現しようとする歴史的な課題への対応であると考えられた。そこで、筆者は「英国の第一線総合保健サービスにおける医師、保健婦、看護婦の相互協力援助体制の実情に関する調査研究」を計画し、トヨタ財団から研究助成金を受けて、一九七九年三月から一年間イギリスのケント大学保健サービス研究所に留学して勉強した。

最初の半年は、研究所のマイケル・ワレン教授の指導のもとに、自治医大卒業直後で、大阪府の職員であった笹井康典先生と一緒に、公立の診療所というべきヘルスセンターを二十五か所、民間の診療所であるサージャリーを十三か所、計三十八か所の施設を、全国に訪問して、三十八人の一般医と二十八人の保健師、二十二人の地区看護師に面会してチームケア体制の現状について調査した。

訪問先の施設で、一般医と保健師、地区看護師が日常的に会合を持ち、話し会って、その結果をもとに保健師、地区看護師が各家庭を訪問している。そういう相互協力、チームケア、ミーティングというものがまぎれもなく存在しているということを、直接、理解することができた。通常、保健師や地区看護師は、朝、一般医と会って、相談して、その後、子供やお年寄りを訪問する。そこで目にした保健師や地区看護師の仕事ぶりの生き生きとした姿が印象深く、忘れられない。(Tatara K, Sasai Y, Ogawa S, Cho T, Asakura S, Bevan J, Warren M D. Cooperation between general practitioners and community nurses based at health centres and other types of premises

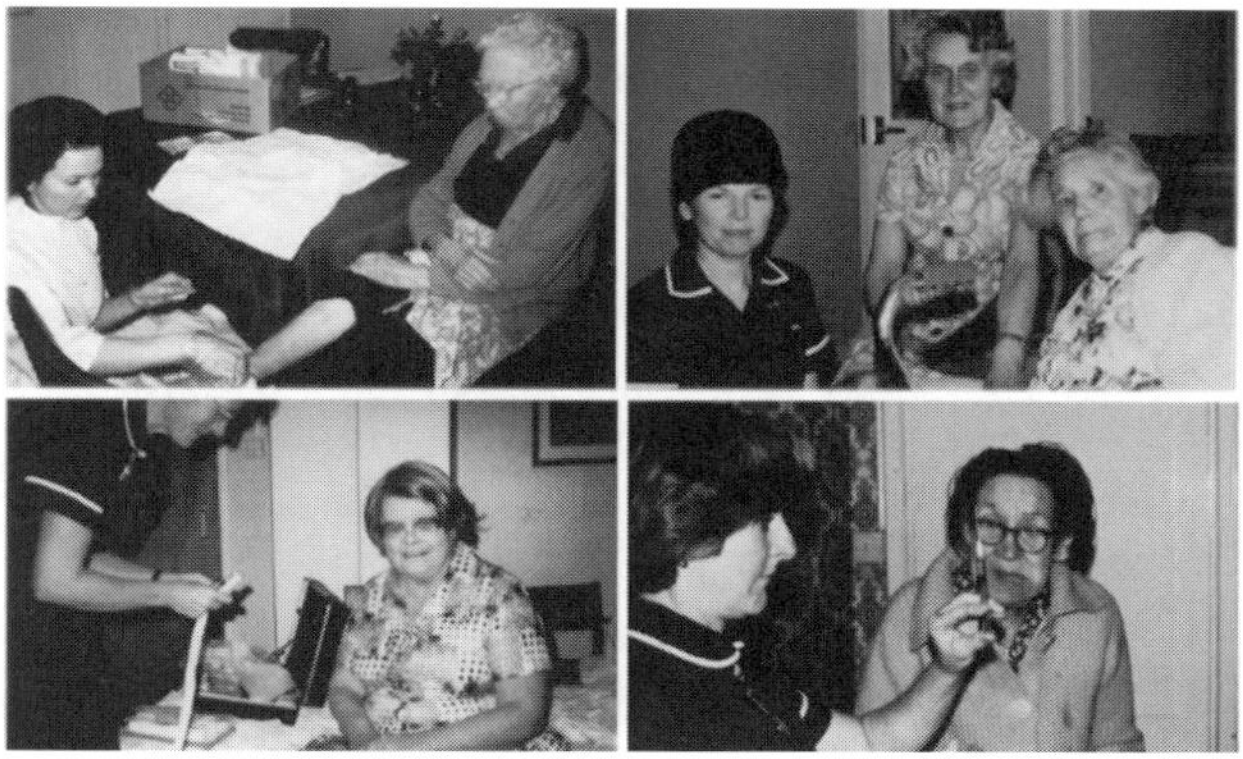

地区看護師（1979年著者撮影）

in the United Kingdom as seen through the eyes of Japanese doctors, 1979, *Public Health* 1982:96 (2) :79-85.)

後の半年は、同じく自治医大を卒業した高山佳洋先生が、サマセット・ウェルズの一般医のジョン・スチーブン先生らの協力を得て、地区看護師の一八九例の訪問に同行して、計二三三回の訪問看護の内容を詳細に調査した。地区看護師の仕事ぶりは、とてもてきぱきとして、さっそうとしていたのが、印象的であった。当時、日本では訪問看護という実態がほとんど存在しなかったので、診療所やヘルスセンターを訪問する中で、地区看護師が訪問看護を行っている、そのてきぱきとした仕事ぶりを見せてもらって、非常に感動した。

これらの二つの調査の結果は、一九八〇年十月、千葉で開催された第三十九回日本公衆

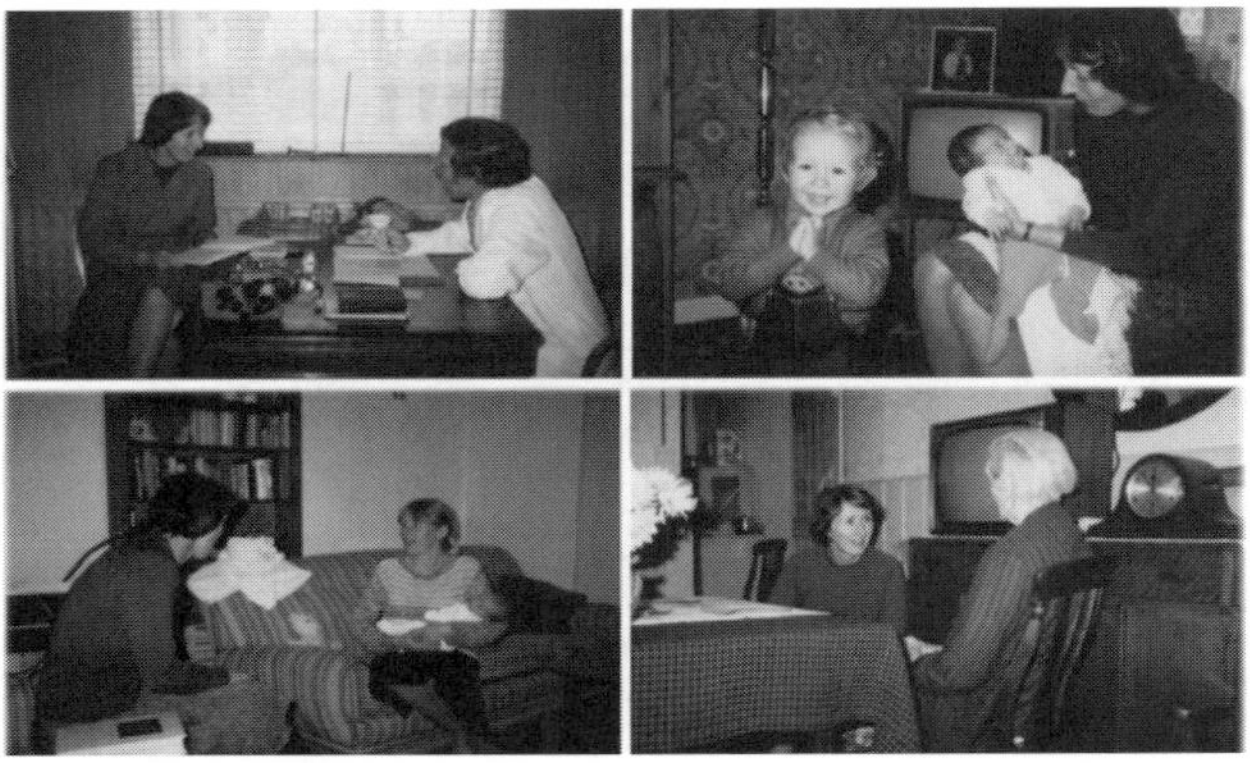

保健師（1979年著者撮影）

衛生学会で発表した。一九八二年の老人保健法によって実施されることになった市町村の保健事業における、健康教育、健康相談、とくに訪問指導の貴重なモデルになったと思っている。

四．自立の姿勢

医師や看護師、保健師など医学を担う人たちが生まれ、育ってきたイギリスの固有の歴史の中で構築されてきた体制は、コモン・ローの歴史を背景とするような「自分のことは自分でやる」という人々の自立の姿勢が、イギリスの地域社会に如何に深く根付いているかということを教えてくれているように思う。

「自分のことは自分でやる」という、人々

の姿勢をもとにした地域社会は、決して一元的に、何か、固有の専門職や部門の活躍によって担われるというものではない。男がいれば女がいる。保守党があれば労働党がある。医師職がいれば看護職がいる。地区看護師がいれば保健師がいる。地域があれば病院がある。公があれば私がある。こうして多くの専門職や組織が存在して、互いに競い合い協力し合ってつくられる、二元的で多様で重層的な構造の中で形成されるものであることを、イギリスの医学を担う人たちは、その歩みによって教えてくれているように思う。

第八章

西洋医学に学ぶ

緒方洪庵の教え

一・緒方洪庵

緒方洪庵は幕末期、西洋医学の教育と実践、とくに種痘法の普及に大きな足跡を残した先覚者として、その名前を知らない人はいない。洪庵は、文化七年（一八一〇）七月十四日、備中足守藩の藩士佐伯惟因の第三子として出生した。そして文政八年（一八二五）父に従って上坂、文政九年、蘭学者中天游の門に入り、和蘭医学の修学を始めた。天保二年（一八三一）江戸に入り、蘭学者坪井信道の門下生となり、天保七年、長崎に遊学した。そして天保九年、適塾を大坂の船場瓦町に開いた。

文久二年（一八六二）奥医師に任命され、江戸に移り、医学所頭取を兼任した。まさに日本の医学の指導者の位置についたと言える。そして翌年、文久三年六月十日に逝去した。満五十二歳であった。死因は、喀血があったということで、結核であったと思われる。

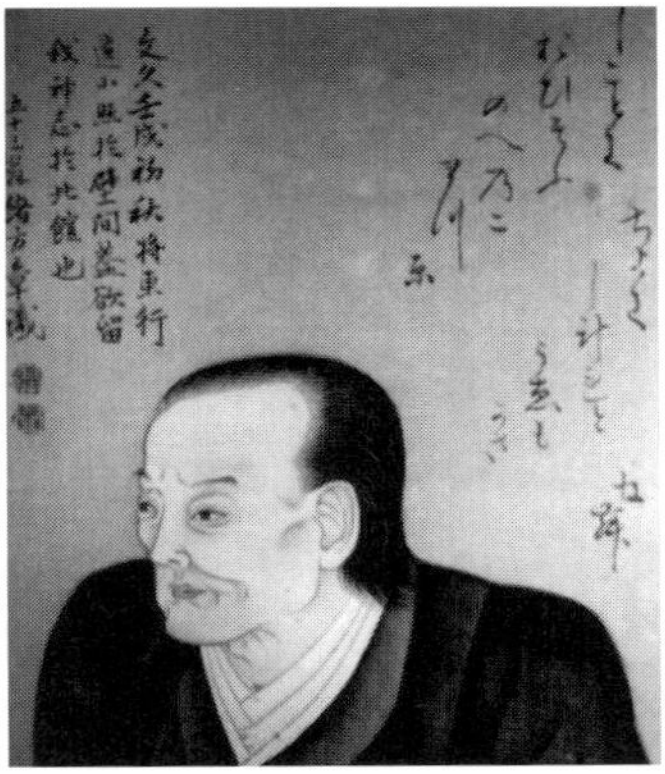

緒方洪庵
KOAN OGATA

洪庵自身が、自らの肖像画の中に、賛を書いている。

「文久壬戌初秋（一八六二年八月）将に東行　壁間に小照（洪庵の肖像画）を遺す　けだし我が神の志（種痘事業に向けた志）が　この館（除痘館）にとどまることを欲すればなり　五十三翁　緒方章識」。そして、種痘のことを松の木に託して、「としことに　おひそうのへのこまつ原　ちよにしけれと　うゑもかさねむ」の歌を添えている。

洪庵は種痘事業を神の志としている。つまり種痘事業は、神に委託された自分の仕事であるとしているのである。このことは、洪庵が種痘事業を自らの使命として、どんなに力を入れていたかを示している。江戸に行くにあたり、そのことがとくに心残りであったのだということもわかる。その気持ちが、歌には込められている。

洪庵にはたくさんの西洋医学の著訳書があるが、主なものは次の三つの書であると思う。第一に、嘉永二年（一八四九）に発表された『病学通論』である。これは、わが国の最初の病理学の書物とされている。三巻まで発刊され、未完成である。次いでは安政四年(一八五七)から万延二年(一八六一)に発表された『扶氏経験遺訓』である。全部で三十巻からなる大部のものである。そして安政五年に、当時のコレラの流行に対応して、発表されたのが『虎狼痢治準』である。モストやコンラジ、カンスタットのコレラの診療法を訳して、まとめたものとされている。これらの中でも、とくに重要なのは『扶氏経験遺訓』である。

『扶氏経験遺訓』は、ウィリヘルム・フーフェランド(一七六二〜一八三六)の『医学必携・臨床入門：五十年の経験からの遺訓』(一八三六年)の第二版のハーヘマンJr.によるオランダ語訳から重訳したものである。

一八三六年はフーフェランドが亡くなった年であり、原著が、著者が自分の五十年の人生の経験からの遺訓と題して発表した本であったことを受けて、タイトルは『扶氏経験遺訓』と訳されている。

フーフェランドは、一八一〇年に創設されたベルリン大学の初代の内科学の教授である。ひとつの考えに片寄らない、折衷主義をモッ

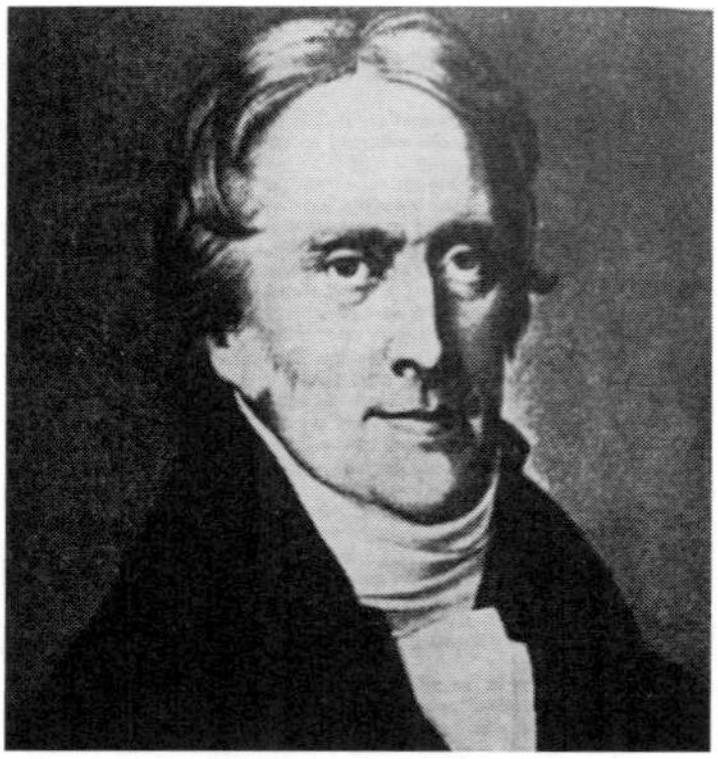

ウィリヘルム・フーフェランド
WILHELM HUFELAND

トーとしたことで有名であり、そういう点が洪庵先生を惹きつけた要因になっていたのではないかと思われる。また、ドイツにおける種痘の普及にも陣頭に立って尽力した。大小の論著は四〇〇篇を超え、深い学識と豊かな経験に加え、穏健優雅の品性を有する時代の名医であったと伝えられている。その彼が人生の最後に発表した教科書を翻訳し刊行したのが、この『扶氏経験遺訓』である。当時、わが国の医療はすでに、洪庵先生を介して優れたヨーロッパの医学を学び、その地平の上に立っていたと理解することができる。その実績が評価されて、洪庵先生は江戸に招かれ、医学所の頭取に任命されたということだと思われる。

『扶氏医戒之略』

『扶氏経験遺訓』の巻末にあるのが、有名な「扶氏医戒之略」である。洪庵が、「右件十二章は扶氏遺訓巻末に附する所の医戒の大要抄訳せるなり　書して二三子に示し　亦以て自警と云爾　安政丁巳春正月（一八五七年）　公裁誌」（緒方富雄『緒方洪庵伝』一四六－一四九頁、岩波書店、一九七七年）と記している。

幸い、フーフェランドの本の一八四二年発行の第六版を入手することができた。そこで、「扶氏医戒之略」は、オリジナルの書ではどのように述べられているか、主な文章について、確認したいと思う。

洪庵の「扶氏医戒之略」は、フーフェランドの『医学必携・臨床入門（Enchiridion medicum oder Anleitung zur medizinischen Praxis）』の最終章の「医師に関すること（Die Verhältnisse des Arztes）」を訳したものである。そして、この章は、Ⅰ患者に関すること（Verhältniß zu den Kranken）、Ⅱ市民に関すること（Verhältniß zu dem Publikum）、Ⅲ仲間に関すること（Verhältniß zu den Kollegen）の三節から成っており、巻末の五五五頁から五七〇頁に掲載されている。

洪庵は、「扶氏医戒之略」の一章で、次のように述べている。

「医の世に生活するは人の為のみ　をのれがためにあらずということを其業の本旨とす　安逸を思はず　名利を顧みず唯おのれをすてて　人を救はんことを希ふべし　人の生命を保全し人の疾病を復治し　人の患苦を寛解するの外　他事あるものにあらず」

この言葉は、「医師に関すること」の冒頭にある、次の文章の訳であると思われる。

Leben für Andere, nicht für sich, das ist das wesen seines Berufs. Nicht allein Ruhe, Vortheile, Bequemlichkeiten und Annelmhichkeiten des Lebens, sondern Gesundheit und Leben selbst, ja, was mehr als dies Alles ist, Ehre und Ruhen, muß er dem höchsten Zwecke, Rettung des Lebens und der Gesundheit Anderer, aufopfern.

二章では、次のように述べている。

「病者に対しては唯病者を見るべし　貴賤貧富を顧ることなかれ　長者一握の黄金を以て　貧士双眼の感涙に比するに　其心に得る如何ぞや　深く之を思ふべし」

「I患者に関すること」は、次の文章から始まっている。この二章は、この文章の訳であると思われる。

Der Arzt muß in der Ausübung seiner Kunst bloß den Menschen sehen, und keinen Unterschied unter Armen und Reichen, Großen oder Niedrigen machen. ……Sie kennen den schönsten Lohn des Arztes noch nicht. Was ist eine Hand voll Gold gegendie Thränen des Danks in den Augen des Armen,……

九章では、次のように述べている。

「世間に対して衆人の好意を得んことを要すべし　学術卓絶すとも　言行厳格なりとも　斉民の信を得ざれば　其徳を施すによしなし」

「Ⅱ市民に関すること」は、次の文章から始まっている。九章は、この文章の訳であると思われる。

> Für Niemand ist die öffentliche Meinung so wichtig, als für den Arzt. Er ist im eigentlichen Sinne des Worts der Mann des Volks, und die Stimme des Volks entscheiden über ihn.

十章では、次のように述べている。

「同業の人に対しては之を敬し　之を愛すべし　たとひしかること能はざるも　勉めて忍ばんことを要すべし」

「Ⅲ仲間に関すること」は、次の文章から始まっている。十章は、この文章の訳であると思われる。

> Es ist zwiefach, theils allgemein, theils in Beziehung auf den Kranken. Was das Erste betrifft, so sollte gegenseitige Achtung, und wenn diese auch nicht möglich, wäre, wenigstens Duldung das erste Gesetz sein.

基本として、「扶氏医戒之略」はフーフェランドの言葉の真意を的確に格調高く伝えているということが確認できたと思う。

西洋医学の祖とされる人が、ヒポクラテスという人である。フーフェランドは、ヒポクラテスの信奉者であったが、ヒポクラテスが医師に向けた教えは「ヒポクラテスの誓い」と呼ばれ、今日でも西洋医学を学ぶ、すべての医師への教えとして広く継承されている。

ヒポクラテスを深く敬愛したフーフェランドは、「ヒポクラテスの誓い」にならって、「扶氏医戒之略」を遺したと思われる。そうだとすれば、西洋医学の父とされるヒポクラテスの医の心を、フーフェランドを通じて洪庵は学び、その心が先生の学問を支えたということができると思う。

結果として、西洋医学の心がわが国の医師にも伝承されたと考えることができる。このことは、わが国の医学の歴史を語るなかで看過できない重要なことであり、まさにこの二〇〇年のわが国の医学の歴史を支えてきたと言えると思う。

二、適塾

適塾は、大坂の町に天保九年（一八三八）に、緒方洪庵によって開設された蘭学の塾である。洪庵は、号を適々斎と言ったので、適々斎塾、略して適塾と呼ばれた。緒方富雄の『緒方洪庵伝』によると、適々は、荘子の太宗師篇に由来する言葉で、「自分の心に適するものを適としてたのしむ」という意味であるとされている。(緒方、八〇-八一頁)当時、親に孝、君に忠というような儒教精神が絶対とされる中で、「適々」というような考え方は極めて斬新なものであったと思われる。

大坂は江戸時代、天下の台所、町人の町として繁栄したが、徳川政権のもとでは幕府の直轄地とされて江戸時代を通じて、大名、つまり殿様がいなかった。江戸は大名屋敷の町、大坂は蔵屋敷の町であった。こうして大坂という町が殿様のいない自由の町であり、全国の経済の中心であったことが、全国からまさにお上の怖さを知らない連中の集まったきわめてユニークな適塾のような塾が成立しえた最大の基盤であったと思われる。

江戸には昌平黌《しょうへいこう》、一般の藩には藩校があって、朱子学を基本として藩主の考え方にそった教育が、藩の武士の子弟などを対象に行われていた。しかし、大坂には藩主がいないので、まさに学問の自由があったと考えることができる。

適塾の塾則の第一条には、「唯、原書を読むのみ、一枚たりとも漫に翻訳を許さず」とされていたと言われているが、原書を読むのみという言葉には、蘭学研究に向けた強い気迫と意気込みが感じられる。「一枚たりとも漫に翻訳を許さず」という言葉は、当時の蘭学研究に対する厳しい環境を反映した言葉だと思う。そのような適塾の状況について、塾生であった福澤諭吉（在塾一八五五〜一八五八）は、有名な『福翁自伝』の中で、次のように述べている。

「大阪は丸で町人の世界で、何も武家といふものはない。従て砲術を遣らうと云ふ者もなければ原書を取調べやうと云ふ者もありはせぬ。夫れゆゑ緒方の書生が幾年勉強して何程エライ学者になつても、頓と実際の仕事に縁がない。即ち衣食に縁がない。……前途自分の身体は如何なるであろうかと考へた事もなければ、名を求める気もない。……実に譯けのわからぬ身の有様とは申しながら、一歩を進めて當時の書生の心の底を叩いて見れば、自から楽しみがある。之を一言すれば―西洋日進の書を読むことは日本国中の人に出来ない事だ、自分達の仲間に限つて斯様な事が出来る、……一見看る影もない貧書生でありながら、智力思想の活発高尚なることは王侯貴人も眼下に見下すと云ふ気位で、唯六かしければ面白い、苦中有楽、苦即楽といふ境遇であつたと思はれる。」（福澤諭吉『福翁自伝』九三－九四頁、岩波文庫）

そして、わが国の医療制度、公衆衛生の創設者とされる長与専斎（在塾一八五四〜一八六〇）は、『松香私志』（一九〇二年）の中で、次のように述べている。

「此の塾は適塾と称へ、四方より来り学ぶもの常に百人を超え、四時輪講絶ゆることなく、當時全国第一の蘭学塾なりき。」（日本医史学会編『長与専斎遺著　松香私志　明治三十五年十二月刊』

三－四頁、医歯薬出版、一九五八年）

適塾は「當時全国第一の蘭学塾なりき」という言葉は、当時の適塾に対する評価を如実に示している。そして、適塾で学んだことに対する、塾生の高い誇りを代表している言葉であるように思える。

三．塾生

適塾の姓名録には、一八四四年から一八六四年までの塾生の名前が記されている。一八六二年八月までに六四二名、それから六四年までに二十五名で一名の重複があり、計六三六名となっている。

塾の出身者は、全国で地域の医療、とくに種痘の普及に大きく貢献した。そして、姓名録に青森県を除くすべての府県出身者の名前が記されているというのが、適塾の最も大事な特徴だろうと思う。

(一)福澤諭吉

塾生の中でも、とくに有名なのは、福澤諭吉（一八三五～一九〇一）であると思われるが、適塾に学んだ人たちの心は、ここに示した彼の詩に最もよく表現されていると思われる。

この詩は、六十二歳の諭吉が六十年の人生を回顧して、その感慨を詠んだものとされている。

適々豈唯風月耳
渺茫塵界自天真
世情休説不如意
無意人乃如意人

適々豈に唯だ風月のみならんや
渺茫たる塵界自ら天真
世情説くを休めよ意の如くならずと
無意の人は乃ち如意の人

（梅溪昇『洪庵・適塾の研究』一八八―一八九頁、思文閣出版、一九九三年）

洪庵への深い敬愛の念が「適々」という冒頭の文字によって鮮やかに表されている。そして「渺茫たる塵界自ら天真」という言葉には、彼の有名な「天は人の上に人をつくらず、人の下に人をつくらず」という言葉を彷彿させるような、町人の町、大坂の適塾に学んだ彼の面目が躍如として示されている。そして「無意の人」という言葉には、もくもくと働く一般の庶民に対する深い理解が示されているように思われる。

福澤百助

福澤諭吉に関連して、諭吉の父福澤百助（一七九二〜一八三六）が『杲育堂詩稿』（一八一八〜一八三二）に載せた詩を紹介させていただきたいと思う。

戊寅二月　門に乞食する者あり。
出でて之を観れば、則ち肢體怪異、両足指なく、脚腕研槌のごとし。
人多く之を哀れみ銭米を与う。
予因って慨然として感あり。

ああ　爾が故郷は何処の民ぞ、四方に餬口して晨より昏に至る
一杯の藜羹（粗食）すら得るは易からず　骨は垢面に立ちて菜色あり
両手地に拠りて僅かに膝行す　さながら飛鳥の羽翼をそこなうがごとし
躄者槃跚として猶徒をなすも　走ること黄犢（かたつむり）のごとき
豈克すべけんや　街上道遠くして進むに力なし
眼を張り頭を挙げて幾たびか息を回らす
借問す　爾何の前因かありて　天地もまた斯のごときの人を生ぜしや

百年孤独托する所なし　兄なく弟なく親姻なし
玄冬三日天に雨雪あり　襤褸は百たび結び饑は旬を兼たり
初めて知りぬ人間行路の難　今のごとき爾に比すれば艱辛なし
憐む爾が百薬の愈すに術なきを　また恨む貧家の振恤するを
皇に寛政あり爾傷むなかれ　常に明詔をくだして廃疾に及ぶ

（梅溪、二一七－二一九頁）

この詩には、身分、階層を越えたところに極めて客観的に人間というものを対象化した近代人の視点というものが存在しているように思える。とくに最後に、きみに寛政、きみに優れた政治があれば、汝の傷も傷まないだろう、常に明るい詔があれば廃疾に及ぶという言葉は、まさに社会医学というべき立場に立ったすごい言葉ではないかと思う。

この詩は、人間というものを発見したわが国の最初の詩ではないだろうか。つまり、諭吉の父は、わが国の最初の近代人ではないかと思えるのである。

筆者は、専門が公衆衛生なのであるが、わが国の社会医学の原点は、この百助さんの詩にあるのではないかという気持ちで、この詩を紹介させていただきたいと思う。そして、この詩を読んでいると、父の人間愛に満ちた心が、洪庵先生の「適々」の教えにつねに重なり、近代の日本を導いた諭吉の思想をつくったのではないか、と思われる。

(二)橋本左内

福澤諭吉の先の詩は有名であるが、嘉永二年(一八四九年)に十五歳の時に適塾に入り、三年後に福井に帰った幕末の志士として高名な橋本左内(一八三四～一八五九)が、適塾在塾中に次のような詩を残している。

黄金是蕋白瓊英　　黄金は是蕋　白瓊は英
籬外鬑焉似我迎　　籬外に鬑し　我を迎ふるに似たり
薄暮適逢風雪霽　　薄暮　適々　風に逢ひ雪はれたり
梢頭寒月不堪清　　梢頭の寒月　清きに堪へず

(前川正名:適塾時代の橋本左内―漢詩を手がかりとして―、適塾三十五号、一九〇頁、平成十四年)

左内が適塾で詠んだ、この詩について、黄金色のおしべとめしべ、白い玉のような花びら、その梅の花が、まがきの外にあふれ、私を迎えているように見える、というのは、塾生の活発で溌剌とした姿のことであり、適々、たまたま、その空気が「風」となって、雪を払い、梅の木の梢頭の「月」が非常に美しいと詠った、その月は洪庵を暗示しているに違いないと思われる。そして、感動的なのは、福澤諭吉の先の「適々」の詩は、この左内の詩を受けているのではないか、と思えることである。

諭吉の「適々　あに唯風月のみならんや」は、左内が塾生の活発な姿を「風」、師の洪庵を梢頭の美しい「月」と詠んだのを受けて、「適々」というのが意味深いのであるが、自分の心に適するものを適として楽しんでいるのは、左内のいう「風」のような塾生、「月」のような洪庵だけだろうか、いや「渺茫たる塵界自ら天真」、名もなく形ある姿もない、無数の庶民もまた、自ら天真爛漫、「適々」なのではないか、と詠ったのではないだろうか。

そして、唐突にさえ見える「世情を説くを休めよ　意の如くならずと　無意の人は乃ち如意の人」は、世情を説いて処刑された悲運の左内を意識して、頑固に意地を張って、諭吉は「世情を説くを休めよ」、「無意の人」は「如意の人」と詠ったのではないか、と思える。そうであるとすると、諭吉のこの詩は、新しい時代の扉を開けることを目指して早世した、塾の優れた先輩に対する深い畏敬と哀悼の気持ちを込めた詩であったと思われる。

そして、「渺茫たる塵界自ら天真」、名もなく、形ある姿もない、無数の庶民こそ、「自ら天真爛漫」、「適々」なのではないか、という諭吉の言葉によってあらわされた「適々」の心こそ、町人の町、大坂の学問、洪庵の学問を育んだ心であり、かけがえのない洪庵の教えであるように思える。

㈢長与専斎

医学の世界にある、わが国の者では、長与専斎（在塾一八五四〜一八六〇）の名を知らない人はいないと思う。

明治四年、岩倉具視を団長とする欧米使節団が派遣されたが、この使節団の一員として、医師である長与専斎が参加した。その専斎は、明治三十五年、福澤諭吉が亡くなった年の翌年、六十四歳で亡くなったのであるが、自分の人生を思い起こして書き残した文章が、有名な『松香私志』である。その『松香私志』の中で、欧米視察に向かった時の人々の状況が、後の章で記したとおり、詳細に記載されている。

この欧州視察の経験をもとに、大久保利通は帰国したその年、明治六年に内務省を設立し、専斎は文部省医務局長に就任した。そして、彼が起草に参加した医制が明治七年に公布され、わが国の医療制度と公衆衛生制度のめざすべき方向が示された。このことは、わが国の医療制度や公衆衛生制度が、長与専斎の欧米訪問を経て、ヨーロッパの経験を正確に学び、継承することから出発したものであることを示している。

その専斎が、明治十六年の大日本私立衛生会の「発会祝詞」の中で、次のように述べている。

「他事ハ知ラズ　衛生ノ事ニ限リテハ　人民ニ其心ナクテハ　如何ナル善美ノ法律アリトモ到底其成績ヲ収ムルコト能ハザルハ　理論ニ於テモ断ジテ疑ヘザルコトナリ　故ニ余ハ公衆ニ衛生ノ思想ヲ　浹洽セシムルヲ以テ　大日本私立衛生会ノ一大要旨ナリト信ズ」

（大日本私立衛生会雑誌 一号、一一－一二頁、明治十六年）

こうして日本の公衆衛生制度の確立にあたり、長与専斎が「人民ニ其心ナクテハ」といって新しい社会における各個人の自立した役割を重視したことは、非常に重要であると思う。そしてそこにこそ洪庵の教え「適々」の心が継承されているように思われる。

北里柴三郎

福澤諭吉や長与専斎を通じて、「適々」の心を継承し、活躍したと思われる人に北里柴三郎がいる。

北里は、明治十八年に内務省（衛生局長・長与専斎）の留学生としてドイツのコッホのところに留学した。明治二十五年に長与専斎の依頼を受けて、福澤諭吉が彼のために芝公園の借地内に伝染病研究所を建設して、北里を受け入れた。

そして明治二十九年、志賀潔が伝染病研究所に勤め始めた。明治三十一年には野口英世が勤め始め、三十三年に北里の紹介状を手にアメリカに留学した。

大正九年には福澤諭吉の創設した慶応義塾大学の医学部の発足に当たり、北里は初代学部長に就任した。そして大正十二年に日本医師会が誕生して、初代会長に就任している。

三、適々の心

こうしてみてみると、わが国の医学、医療の世界は、適塾で西洋医学を学んだ塾生、あるいは適塾に縁のある人によって、適々の心の上に築かれたと言っても過言ではないと思う。

福澤や長与など優れた人材を育てた適塾であるが、適塾の最大の特徴は全国から若い有志の連中が集まった、ということにあると思う。そのように考えると適塾の風貌には、ヨーロッパ各地から有志の連中が集まって誕生したイタリアのボローニア大学にも似た雰囲気が感じられる。

そういう伝統の中で生まれるべくして生まれたのが、慶応義塾大学であり、大阪大学である。

適塾の学燈は、適塾の終焉後も大坂除痘館を通じて、明治三年四月、大阪医学校病院付属種痘館に引き継がれ、今日にまで継承されている。昭和六年（一九三一）に国立大学大阪大学となり、適塾の伝統を継承し「地域に生き、世界に伸びる」をモットーに、一歩、一歩、その歩みを刻んできた。

福澤諭吉は、安政五年（一八五八）に藩命で江戸に出ることになり、江戸築地鉄砲洲の中津藩中屋敷内に蘭学の家塾を開いた。時に諭吉、二十三歳であった。そして大正九年（一九二〇）に慶應義塾大学が創設された。

司馬遼太郎が『手探り日本史』の中で、次のように述べている。

「大阪の歴史的特質と言えば、日本全国のなかで、ここだけが封建体制をより軽く体験したということです。……大阪には、たえず地方から人が上ってきます。そのために、たえず土着の感覚が生きています。東京にも、地方から人が上ってきますが、身構えて入ってくる。大阪には、それぞれの土地にいたままの姿で入ってきますから、それで土着の感覚が崩されない。まあ、これは、日本なりの市民精神と言ってもいいものでしょうな。日本なりの近代合理性の根になるものだと思います。」（司馬遼太郎『手探り日本史』三〇頁、三六―三七頁、文春文庫、一九九〇年）

大阪の土着の感覚は、日本なりの市民精神、近代合理性の根になるものであると司馬遼太郎は言っている。洪庵の学問を育んだ「適々」の心こそ、まさに土着の感覚であり、その土着の感覚が日本の市民精神、近代合理性の根となった。その市民精神の根の上に育ったのが、適塾であり、大阪大学であり、慶応義塾大学である。また、その市民精神を人生の根として、新しい時代を指導したのが福澤であり、医の世界をつくったのが長与であり、北里であり、志賀であり、野口であると言えるのではないでだろうか。

（本稿は、大阪大学適塾記念会によって、平成二十三年十一月二十四日に開催された、緒方洪庵生誕二〇〇周年記会講演会において行った講演「洪庵の学問を育てた心」をもとに作成したものである。）

第九章

わが国で育った体制

一．医療の体制

(一)医制の発布

わが国の近代的な医療体制の確立に向けた取り組みは、明治七年（一八七四）に発表された「医制」によって始まった。医制は、明治四年に派遣された欧米使節団の一員として、欧米諸国を訪問し、衛生制度や医療制度、医学教育制度を学んだ長与専斎が、明治六年帰国後、最終段階で起草作業に参加して、明治七年、文部省医務局長として発布したものである。

医制は七十六条からなり、その目的は、第一に文部省統括の下に衛生行政機構を確立すること、第二に西洋医学に基づく医学教育体制を確立すること、第三に医師開業免許制度を樹立すること、第四に「医師タル者ハ自ラ薬ヲ鬻グコトヲ禁ズ」として、薬舗制度を樹立して医薬分業制度を確立すること、であった。

「医制」によって、わが国は西洋諸国の経験と実績に学び、その上に新しい衛生、医療の体制を確立するという方向が打ち出された。そして、当初は西洋における近代の医療体制確立の柱となっている医薬分業体制について、当然、わが国でもその導入が意図された。しかしその後、明治二十二年の法律第十号によって「医師ハ自ラ診療スル患者ノ処方ニ限リ自宅ニ於テ薬剤ヲ調合シ販売スルコトヲ得」とされて、医薬兼業が認められることになった。

この年、わが国の医師総数約四万人のうち、大学、官公立医学専門学校卒業医師の数は約二五〇〇人にすぎず、漢方医（従来開業）が三万人を占めていた。庶民の医療は、漢方医学に圧倒的に依拠せざるを得ない実態であった。そういう中で、わが国の医療制度において医薬兼業の体制が導入されたことは、その後のわが国の医療制度が、西洋諸国の制度とは基本的に異なる固有の道を歩むことを可能としたものであり、その意義は極めて大きいものがあったと思われる。

(二)医薬兼業体制の成立

それでは何故、そのような道が選ばれたのかということになる。明治三十二年、第十三回帝国議会で政府委員内務省衛生局長として、長谷川泰が次のように述べている。

「漢方医者ガ処方箋ヲ薬剤師ニヤッタ場合ニハ、調剤スルコトガ出来ヌノデアリマス、若シ強テ之ヲヤラント致シマスルト云フト、日本ノ薬局法ヲ改正致シマシテ、漢方医ノ再興ヲ許サナケレバナラヌコトニナリマスカラ、斯ノ如キコトハ出来マセヌコトト信ジマス。」（池松重行『医薬制度論と分業運動史』三九七頁、医薬法令刊行会、一九三二年）

長谷川泰は西洋医学導入の推進者であり、当然、当初は熱心な医薬分業論者であった。それが漢方医との論争を背景として考え方が変わってきた。当時の医界にとっては、漢方医学をどのように医界から排斥するかが最優先されるべき、重要な課題であった。漢方医が活躍する当時の医療の現場で医薬分業をすすめようとすれば、漢方薬を正式の薬として認めなければならない。しかし、漢方薬を認めるというわけにはいかない。結果として漢方医に医薬分業をすすめることができなければ、漢方医は漢方薬をもつことになってしまう。それに対して西洋医は薬をもたないというようなことであれば、西洋医は地域の医療において漢方医を凌駕することができない。

結局、漢方医の医薬分業ができなければ、わが国では医薬分業を達成できない。だとすれば逆に西洋医が西洋薬を持ち、漢方薬を医療の世界から追放すればいいのではないかと考えられ、わが国に医薬兼業の体制が生まれ、これによって西洋医がわが国の医療の世界を領導する体制が生まれることになったと推察される。

結果として、当時の庶民にとって日常の薬であった漢方薬が庶民の医療の世界から切り取られたという点では、わが国でも医薬分業が行われたともいえるわけである。この点についてはイギリスの漢方医ともいうべきアポセカリーが、フィジシャンとの論争に敗北して薬を捨てて、病院の医学を学んで一般医となっていった経過と、多くの漢方医がおそらく漢方薬を手放し、西洋医学を学び開業医になっていた経過とは、非常に類似しているように思われる。

近代になって、庶民の医療の世界から薬を切り取ることによって、医療は街のアポセカリー、あるいは漢方医の時代から、病院の医療を基本に生まれた、疾病の診断を生業の武器とした医師の時代を迎えたということになる。

こうして、わが国では医薬兼業を基盤とし、さらに病院の医学を学んだ専門医が第一線の医療を担うという、わが国に固有の医療体系が出来上がり、わが国の医療の固有の伝統になった。（Tatara K. Prescribing and dispensing in Japan: conflict of interest? *Journal of the Royal College of Physicians of London* 2003:3 (6) :555.）

㈢医療提供体制の推移

わが国の今日の医療は、昭和二十三年に制定された医療法をもとに、医療提供体制の柱が構築され、わが国の医療はその道を歩んできた。

医療法の最初の改正は、昭和二十五年の改正である。この改正によって医療法人の制度が定められた。医療は本来、公的な機関によって担われ、推進されるべきであるとするのが一般的な考えであるが、戦後の厳しい経済環境の中で、人々の膨大な医療需要に公的な資金だけでは対応が困難であるという中で、民間の力を借りて医療提供体制の充実をはかるため、医療法人の制度が制定された。

わが国では先にも述べたように、地域の第一線に優れた専門技術を有する医師が存在すること、また医薬兼業体制のお陰で相対的に第一線の医師が強い経済力を有したことなどの背景があり、この医療法人制度が大きな基盤となって、「民間」の力が育ち、わが国の医療提供体制は「公」と「民」が車の両輪となって推進されてきたことは、わが国の医療提供体制の最も大きな特徴であるということができると思う。

そして、三十五年を経て、昭和六十年に第一次医療法改正が行われた。この頃、わが国の人口の急速な高齢化の中で、病床数が年間に三万床も増加するという状況になってきた。このような事態を受けて、この改正が行われ医療資源の地域的な偏在、医療施設の連携の欠如、そして病床の無秩序な増加という状況に対し、地域の需要に見合った計画的なものにすることを目的として、各都道府県は医療計画を策定することが義務づけられた。そのため各都道府県は医療審議会を設置し、医療圏を設定し、各医療圏に必要病床数（後に基準病床数と改正）を定めることが義務づけられた。そして、ここで定められた医療圏を単位として、以降、地域の保健医療施策が進められるということになった。結果として、わが国の病床増は規制され、平成三年の一九五万八千床を最高に以降、毎年、減少を続けているのが現状である。また、この改正の結果、昭和六十一年に老人保健法の改正が行われ、病床減を補完し高齢者の病院からの在宅復帰、在宅ケアを担う拠点施設として、老人保健施設が創設されることになった。

平成五年四月に第二次医療法改正が行われた。ここではとくに医療施設の機能の体系化を図るために、高度の医療を提供する特定機能病院、および主として長期療養患者のための療養環境が整備された病床として療養型病床群の制度化が実施された。

平成九年十二月には第三次改正が行われ、地域におけるかかりつけ医、かかりつけ歯科医等を支援し、紹介患者への医療提供、施設・設備の共同利用などを行う地域医療支援病院の制度が定められた。

そして平成十二年十二月の第四次改正では、病院の病床を療養病床と一般病床に区分することが制度化された。

　こうしてわが国の医療提供体制は、人々の医療が病院医療に大きく依存する傾向をみせる中で、病院医療を計画的で効率的なものとすることに向けて、その充実が図られてきたといえる。

㈣医療保険制度

　わが国では全ての国民が、何らかの健康保険制度によってカバーされており、いつでも、どこでも、誰でも、大きな障碍なく医療サービスを利用することができるという国民皆保険体制が整備されている。世界に誇ることのできる体制である。

制度のあゆみ

　第一次世界大戦を経て、わが国が世界に飛躍する時代となり、大正十一年(一九二二)に企業で働く被用者を対象とする健康保険法が制定され、昭和二年から保険給付が開始された。この健康保険制度では、政府が管掌する保険と企業の健康保険組合が管掌する保険の二種類の保険制度によって運営することが定められた。

　また、農村住民に対する医療の充実を目指して、昭和十三年、国民健康保険法が制定された。また、昭和十四年には船員保険法が制定された。

そして戦後になって、昭和二十三年には国家公務員共済組合法が制定され、合わせて健康保険法の改正が行われ、国、都道府県に雇用される者を健康保険の被保険者とすることが定められた。

こうして整備されてきた医療保険制度を基盤に、国民皆保険体制の確立に向けて、昭和三十二年に「国民健康保険推進本部」が設置された。そして昭和三十三年末に新国民健康保険法が成立して、全ての市町村において国民健康保険制度が運営されることになり、昭和三十六年四月に、被用者を対象者とした健康保険と自営業者らを対象とした国民健康保険の二つの保険制度を柱とする国民皆保険体制が達成された。

制度の適用状況

わが国の医療保険適用者数は、平成二十五年一月現在、被用者のための健康保険が七三六七万人、国民健康保険が三八三二万人、後期高齢者医療制度（七十五歳以上）が一四七三万人で、それぞれ適用者総数一億二六七五万人の五八％、三〇％、一二％を占めている。

㈤三つの特徴

わが国の医療は先に述べたように、歴史的な医師のあり方などとの関連からみて、次の三つの特徴を有していると思われる。

第一に、国民皆保険体制のもとに、総ての国民が何らかの健康保険によってカバーされており、いつでも、どこでも、だれでも、大きな障碍なく医療を利用できる体制が整っていること。

第二に、第一線医療では、医薬分業が行われず、そのため利用者にとって便利な制度であったと同時に、第一線の医師は薬がもたらす財源によって、強い自立的な資金力をもち、そのことが非常に充実した第一線の医療を担保してきたという経過があること。

第三に、医師は、基本的に全て病院で勤務した経験を有する専門医であり、そのため病院依存型の医療になりがちであること、またそうした専門医が地域で診療を行っており、人々は直接、優れた専門診療を利用することができること。

これらの固有の特徴をもつ、レベルの高い便利な医療体制が存在することが、わが国の平均寿命世界一の記録達成の基盤となっていると思われる。しかし、結果として人口の高齢化がすすみ、医療への負担はますます大きなものとなり、国民皆保険体制を如何にして維持するかが、深刻な課題になっている。またわが国の第一線の医療を基盤において支えて施きた医薬兼業の体制も、この間、政府の強力な医薬分業の推進策があり、平成二十六年度は全処法の七〇%近くが分業体制のもとで薬局において調剤されるという実績が報告されており、わが国の第一線医療のあり方が、根底から大きな変革を受けているといえる。また第一線医療における専門診療についても、検査器具の高度化に伴い、専門技術が病院に集中するということもあり、患者の大規模病院志向がすすみ、これまでの優れた地域の第一線医療の力がどのように維持されるか、深刻な課題に直面している。(Tatara K. On putting life first, *Lancet* 1995:8971:327-328.)

二、公衆衛生の体制

(一)長与専斎の公衆衛生

産業革命以降の激動するヨーロッパ社会の動向は、もちろん国際的にも大きな影響が現われてきた。嘉永三年(一八五三)、江戸湾に「黒船」が現れ、「黒船四艘に夜も眠れず」といわれた。そして、国が開かれ、明治四年(一八七一)には、それまでの藩体制を廃止し、県が置かれるという実質的な維新というべき改革が行われ、どのような社会をつくるのかが具体的な課題となってきた。そのような中で、この年、岩倉具視を団長とする欧米使節団が派遣された。この使節団に、医師である長与専斎が加わっていた。その専斎が、明治三十五年、六十四歳で亡くなる前に自分の人生を思い起こして書き残した文章が有名な『松香私志』である。その中で使節団の一員として日本を出発したときのことを、次のように記している。

「十一月十二日、米国飛脚船に乗込み、大使岩倉公副使木戸大久保伊藤山口尚芳氏、各省の理事官その他華族の漫遊するもの等無慮百人余、我が大村侯も松浦湯川を随へて同船せられたり。留学の女生徒さへ打まじりて、さしもに広大なる飛脚船も日本人充ち満ちてさながら日本の一集落を積み出したるが如く、悦び勇みて横浜の港を発したり。」（日本医史学会編『長与専斎遺著　松香私志』二二頁、医歯薬出版、一九五八年）

これは、明治四年十一月のことであるが、新しい時代を前にして意欲に満ちて船出する人たちの姿が眼前に浮かんでくるようで、名文だと思う。

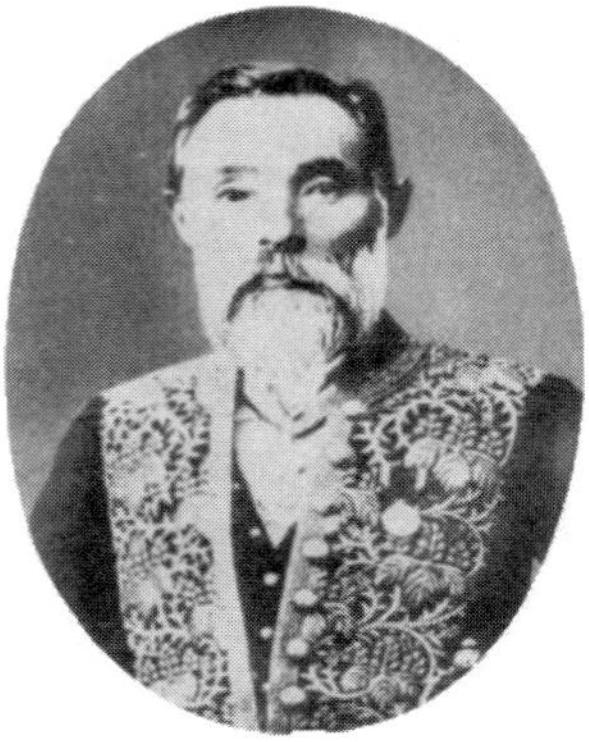

長与専斎
SENSAI NAGAYO

「或は警察の事務に聯なり、地方行政に繋がり、日常百般の人事に渉りて」

専斎がオランダやドイツ、イギリスを訪れ、それらの国における公衆衛生をめぐる動きをどのように見たのか、非常に興味深いところであるが、公衆衛生という言葉は使っていないが、代わりに健康保護という言葉を使って、次のように述べている。

「元来今度巡游の命を拝したるは医学教育の事を調査するが為めなれども、此事は其の端緒已に本邦に開けたれば一旦其の章程を定めて順序を整へたらんには、他の高等教育制度に伴ひて逐次に発達せんこと疑ふべくもあらず、然るにこの健康保護の事に至りては東洋には尚ほ其名称さへもなく全く創新の事業なれば、其経営洵に容易のわざにはあらず。而かも其の本源は医学に資れるものなれば医家出身の人ならでは任すべきなし、されば畢生の事業としておのれ自ら之に任ずべしと、此に私かに志を起し其後専ら此の事の調査にかゝりけるに、極めて錯綜したる仕組にて、或は警察の事務に聯なり、或は地方行政に繋がり、日常百般の人事に渉りて其の範囲極て広く茫漠としてこれが要領を補足すること難く、……欧洲の事情に疎き浅学の余に於て容易なる業にあらず。仮令其の大意を窺ひ得たりとするも、新帝国広大の規模を以て我が今日の日本に擬するは屠龍の技を弄するにひとしかるべし。和蘭は小国なれども万事約やかに整備したる国柄といひ殊に相識の人も少なからざれば此れ等の調査にはなかなかに便利なるべしと、倫敦に行きたる帰途……和蘭に止まり、當局の筋に調査の希望を陳べたりしに貴国にはいまだ所謂警察の組織も備わらず、地方の行政も全く其の趣を殊にすることなれば、……理会は出来難かるべしとて、地方行政の大體など説き示し、更に「アムステルダム」の市長等への添書を与へぬ。……流石三百年來旧交の国柄とて日本人に接する情好は特別に親密なるが上に、……よく日本初学の情を諒して指導懇ろに行届きたりければ、余は大に力を得て久しく留まり、遂に其の年は和蘭の旅舍に暮れぬ。」(同前、二六―二七頁)

本来は医学教育のことを学ぶことを目的として欧米を訪れたのであるが、健康保護というまったく新しい事業が存在することを知って、その調査に取りかかったことなどが具体的に記述されている。しかも、「或は警察の事務に聯なり、地方行政に繫がり、日常百般の人事に渉りて」と極めて的確に、健康保護という言葉を使いながらではあるが、公衆衛生の基本のあり方、その特徴をとらえている。そして、オランダの人が親切で、若かった専斎が大いに力を得たことなどに、深い感謝の気持ちを込めて記している。

こうした理解の上に専斎が起草した「医制」が明治七年に発布され、わが国の衛生行政、医療制度の目指すべき方向が示されたのである。そのことは、わが国の衛生行政や医療制度がヨーロッパの経験を正確に学び、継承することから出発したものであることを示している。

衛生行政体制の構築

医制では、医学教育・医療体制のことより先に、衛生行政体制のことが記載されている。専斎が『松香私志』の中で述べているとおり、健康保護体制の構築に向けたヨーロッパ各国での取り組みに非常に強い印象を受けたこと、そしてその意義を深く理解していたことが反映されていると思われる。

「医制」の第七条には、第一線機関として地方の医師、薬舗主、家畜医等のうちから選んだ医務取締を置いて地方官の指示のもとに、部内の日常の医務の取り扱いをさせるとされており、まず東京、ついで京都、大阪に医務取締を置かせた。これが、わが国の地方に衛生担当官が置かれた最初である。さらに、これが契機となって、県自らその必要性を認めるに至り、全国に設置された医務取締の数は明治九年(一八七六)六月には、四八四人を数えた。

そして明治十二年には、内務省に中央衛生会、地方各府県に地方衛生会が設立されるとともに、各府県には衛生課が置かれ、各町村には医務取締に代わって公選による町村衛生委員が置かれることになった。

この形は、イギリスのチャドウィックによって起草され制定された一八四八年の公衆衛生法によって示された、中央に保健総局、地方に地方保健局、そして地方保健局に保健医官を置くとした形に非常によく似ている。ヨーロッパに学んだ専斎が、わが国にヨーロッパに負けない体制の構築を目指して設置したものと考えられる。

「衛生ノ事ニ限リテハ人民ニ其心ナクテハ」

専斎は、明治十六年の大日本私立衛生会の「発会祝詞」の中で、次のように述べている。

「衛生トハ無病長命ノ方法ナリ其一個人ニ係ルモノヲ各自衛生ト云ヒ公衆ニ関スルモノヲ公衆衛生ト云フ」（大日本私立衛生会雑誌第一号八頁、明治十六年）

「公衆衛生法（公衆衛生の方法）ハ多クハ政府ノ法律トナリ社会ニ行ハルヽモノナリ　然レドモ衛生ノ極意ハ畢竟無病長命ヲ求ムルニ自愛心ニ外ナラザレバ　或ハ之ヲ生理学医学ヨリ生シタル一種ノ宗教ト謂フモ可ナリ」（同前、一〇頁）。専斎は、「自愛心」ということを言っている。また、先にも述べたとおり、「衛生ノ事ニ限リテハ人民ニ其心ナクテハ如何ナル善美ノ法律アリトモ到底其成績ヲ収ムルコト能ハザル」（同前、一一－一二頁）として、ここでは「人民の心」と述べている。

このように公衆衛生制度という制度の確立を目指す中で、「自愛心」あるいは「人民の心」ということが言われ、新しい社会における各個人の自立した役割が大きく重視されたということは非常に重要だと思われる。ジョン・シモンが『イギリスの衛生制度』の中で「人類の絶えない共通の経験から年々深まってきた個人的な自己制御という知恵」と述べているのだが、専斎がわが国のシモンと言えるような地平に立っていたことがわかる。

「明治十九年の頓挫」

こうしてわが国の公衆衛生制度は、ヨーロッパの経験に学び、自治体の機能に依拠した極めて先進的な制度によって、その第一歩を踏み出したわけである。

しかし明治十八年、中央に太政官体制に代わって内閣制度が発足し、中央集権体制が整ってくるにつれ、長与の言う「明治十九年の頓挫」によって、地方の地方衛生会、衛生課、衛生委員が廃止され、明治二十六年には、地方の衛生行政は警察部に移管されることになった。

このような形で日本の公衆衛生は、この時期に上意下達の警察行政の中に置かれることになり、その後の公衆衛生の歩みに大きな影響を残すことになった。つまり、圧倒的な中央集権体制が確立される中で、「衛生警察」による取り締まり、摘発が戦前のわが国の公衆衛生の体制となった。この経過がわが国の公衆衛生に対する人々の理解に対し、非常に大きな影響を残したことは明らかであり、特記しておく必要がある。

本来、自治体の機能として育つべき公衆衛生が警察行政の中に組み込まれたことは、中央集権体制の強化を目指した政策の所産であることは明らかである。

国を開き、国際交流が飛躍的に進む中で、わが国が恐ろしい伝染病の攻撃を直接に受け、伝染病の大きな流行を見ることになるという状況が生まれ、自治体の機能などと悠長なことを言っておれなくなったという事情もその背景にはあったと思われる。

伝染病の原因がヨーロッパでも中世以来、ヒポクラテスの瘴気論、悪い空気が流行の原因であるという考え方が広く信じられてきたのに対し、スノーが水系によるコレラの流行を報告したのが一八五五年、パスツールが「自然発生説」に反対して「小さい生物の中のあるものが演ずる役割に関する問題」を提起したのが一八六一年、そしてコッホが結核菌を発見したのが一八八二年である。

これらの報告によって、恐ろしい伝染病が目には見えない小さな生物によって起こるものだという現実が明らかにされてくる中で、後進国である日本から見れば、伝染病対策は地域の衛生環境の改善というようなことよりも、一刻も早く患者を発見し、隔離することが何よりも重要だと思うようになった。社会を守るため、自治体の機能よりも、警察の手によっていち早く対処することが必要だと考えられたのも、それなりに無理はなかったのである。

そして明治三十年(一八九七)には伝染病予防法、大正八年(一九一九)には結核予防法が制定され、これらの法律を基盤として社会の強い関与を軸とした公衆衛生施策が推進された。

㈡後藤新平「法律万能でやらず、慣習を重んずる」

日本の医療制度の創設期に、長与や北里に並んで大きな足跡を残した人に、後藤新平（一八五七〜一九二九）がいる。

後藤は、明治十五年、岐阜で遭難した板垣退助の診察を行って認められ、長与専斎が衛生局長を務めていた内務省衛生局に登用された。明治二十二年に『国家衛生原理』を発表し、明治二十三年ドイツに留学して、『衛生制度論』を発表している。明治二十五年、長与専斎の推薦で衛生局長に就任した。そして、ドイツでの見聞をもとに「疾病の保険法」を講演している。二十八年、衛生局長に返りざき、三十一年に「労働者疾病保険法案」を作成し、「明治恤救基金」を創設して、台湾総督府民生長官に赴任した。

司馬遼太郎が『街道をゆく』の台湾紀行編の中で、後藤新平の逸話を紹介している。「後藤新平が総督の児玉源太郎とともに台湾に赴任したとき（明治三十一年三月）、法律でやらず、慣習を重んずる、ということを、『生物学的、科学的にやる』という表現で言った。後藤の脳裏には阿片吸烟の風のこともあったにちがいない。吸烟者は、十七万人もいたと

いう。」（司馬遼太郎『街道を行く：台湾紀行』一三八頁、朝日新聞社、一九九七年）

制度にばかり頼らず、人々の生活習慣を重んずるというのは、まさに公衆衛生の最も重要な考え方でありながら見落とされがちな点である。この文章のとおりであるとすれば、そのことをわが国の公衆衛生制度の創設者の一人である後藤新平がよく理解していたことが窺える。

長与専斎が「人民ニ其心ナクテハ」「衛生ノ極意ハ畢竟……自愛心ニ外ナラザレバ」と述べたのは一八八三年、そしてジョン・シモンが「人類の絶えない共通の経験から年々深まってきた個人的な自己制御という知恵」と述べたのが一八九〇年、さらに後藤新平が「法律でやらず、慣習を重んずる」と述べたのは一八九八年である。

これらの言葉にこそ、公衆衛生の思想が凝縮して表現されている。わが国がそのような公衆衛生の思想の素晴らしい伝統を有していることをわれわれは、何よりも誇りとしなければならないであろう。

㈢石原修「女工と結核」

わが国の工場法は、明治四十四年三月二十八日に成立、公布され、大正五年（一九一六）六月一日に施行された。

工場法制定のため明治十五年以降、何度も行われた調査の最終段階の調査を実際に担当したのが、農商務省の嘱託であった石原修（一八八五〜一九四七）である。石原は、明治四十二年三月東京帝国大学東京医科大学副手を嘱託され、衛生学教室に勤務した。石原修が、昭和二十二年に書いた「『女工と結核』今昔物語」の中で、女工の結核に関する調査について、次のように述べている。

「調査の方法としては、従来と異なった途を採った。従来労働者の事は、何時でも事業主に依頼するを常として居った。かくすれば事業主は、何時でも自分達に不利な事は隠せるし、又いくらでも合理的に隠蔽し得るのだから、事の真相など判明させる事は全く出来難い。それで私は他の方法を選んだ。調査の舞台を、女工の出身地の市町村と駐在所に置いた。内容としては、結核及び結核性疾患を中心として、出稼者数と帰郷者数とを照合する事と、帰郷者に就ての結核死亡、結核性罹患の状況を明らかにすることを目標として、出稼地で死亡したものや、出稼地にて罹病したものは、余儀なく捨て去る事とした。」（篭山京編『女工と結核』二〇頁、光生館、一九七〇年）

そして、石原修が次のような「工場衛生調査資料（明治四十三年十一月十日）」を残している。

「本表（略）ハ近年女工ノ出稼者比較的多数ト認ムル諸県知事ニ対シ明治四十二年中女工ノ出稼者数、帰郷者数、帰郷ノ原因、疾病ノ種類、帰郷後ノ状態等ノ調査ヲ照会シ其ノ報告書ニ依リテ調製シタルモノナリ即チ新潟外七県ニ於テ明治四十二年中他地方ニ出稼シタル者合計一万六千九百八十九人ニシテ同年中帰郷シタル者七千三百二十人中、疾病ノ為帰郷シタル者九百三十八人、帰郷後重病ニ罹リタル者百七人、帰郷後病死シタル者二百七十九人、計千三百二十四人ニシテ帰郷事由判明者ノ二割一分強ニ当レリ而シテ其ノ内結核性疾患又ハ結核性疾患ト認メラレルヘキモノ四百七十四人ニシテ病者及死者ノ三割五分強ヲ算セリ。」(篭山、五六頁)

石原修の調査は、わが国の工場労働者の健康保護の取り組みに向けた挑戦の第一歩であった。調査方法について、事業主を対象にしたのでは事実が歪められる可能性があることを懸念して、帰郷者についての結核死亡、結核罹患の状況を明らかにすることを目標として、「調査の舞台を女工の出身地の市町村に置いた」とした点には、フランクやチャドウィックにも似た「現実」重視の社会医学の理念が貫かれているように思える。そして「調査の舞台を、女工の出身地の市町村と駐在所に置いた」ことには「二種類の水の塩化ナトリウムの含量の差」に注目したスノーにも似て、まさに天才のひらめきが感じられる。わが国の公衆衛生の歴史における揺るぎようのない、科学的な手法による調査実施として誇るべき伝統を残してくれた。

石原修らの報告を受けて、わが国の工場法は、明治四十四年三月二十八日に成立、公布され、大正五年六月一日に施行された。

工場法により、原則として十二歳未満の者の就業の禁止、十五歳未満の者および女子並びに病者、産婦の就業についての各種の制限が定められた。結果として当時、工場法の適用を受けた職工数は約六十三万で、工場職工中十六歳未満の者および女子は、職工総数の七〇％以上を占めていたとされており、工場法制定の意義は非常に大きいものであった。

石原修が、「女工と結核」の調査結果の報告を行ったのは、大正二年（一九一三）十月に開催された国家医学会の例会であったことも記しておきたいと思う。それでも「国家医学」の理念は、わが国では「社会医学」として継承されたと思われる。先輩の石原修、暉峻義等らの講話に感動した、東大医学部の学生であった曽田長宗らが中心となって、「社会医学研究会」が、大正十三年ころから、毎週一回の会が進められたとされている。（川上武『現代日本医療史』三六五－三六六頁、勁草書房、一九六五年）

三．健康保険法・保健所法・国民健康保険法

第一次世界大戦を経て、わが国の産業が世界的な市場を対象に大きな発展を見せてくる頃、至上命令として労働力の確保が求められることとなり、そのため労働者の疾病対策が大きな課題となってきた。

ドイツでは一八八三年（明治十六）に労働者を対象にした疾病保険制度が、ビスマルクによって制定されており、イギリスでも一九一一年（明治四十四）にドイツの制度に学んで同じく労働者を対象にした国民健康保険法が制定された。これらの経験に学び、わが国でも大正十一年（一九二二）に健康保険法が成立し、昭和二年（一九二七）から給付が始まった。

大正から昭和にかけて、わが国が列強諸国に伍して、世界にその勢力を広げていくという状況が進む中で、わが国は二つの緊急の課題に直面していた。

一つは、結核による死亡者の増加であり、もう一つは農村住民の低い体位という問題である。前者は若い労働者が多数、結核によって倒れていくということは産業界にとって極めて深刻な問題であり、後者は戦争政策の推進に対し、強力な戦力の確保という点から大きな問題であった。

結核については、大正八年（一九一九）に結核予防法が制定されたが、その対策は結核患者の急速な増加に対する効果がほとんど見られなかった。結核の死亡数は昭和五年（一九三〇）には十一万九六三五人を数え、脳血管疾患の十万四九四二人より多く、国民の死因の第一位であった。このような動向を受けて、昭和九年に保健衛生調査会の答申が出され、結核に対する強力な対策を実施すべきことが提案された。その主な内容は、結核病床の増加、結核予防教育の振興、結核予防に関係ある社会施設の拡充などであった。

こうした課題に対応するものとして、産業界の企業の力に依拠した健康保険法の制定に加え、自治体の力を基盤として、昭和十二年には住民の疾病予防の拠点としての都道府県、大都市による保健所の設立を規定した保健所法が制定された。

またあらゆる施策が兵力増強の要請に従属する中で、昭和十三年一月に厚生省が設立され、同年四月には農村住民の医療の充実を目的として、強力な戦力の確保を目指して、市町村による医療保険制度の運営を規定した国民健康保険法が制定された。

こうして産業の育成強化、戦争政策の遂行という背景のもとに、健康保険法、保健所法、国民健康保険法が制定され、わが国の公衆衛生の新しい基盤が生まれ、国民の健康を守る柱が形成されてきたということがいえる。

四．戦後の体制

第二次大戦に敗北して、わが国は陸によって他国と国境を接する国土を持たない国になった。そして制定された平和憲法の第二十五条では、そのような国の国民を守るための基盤として、「国民は健康で文化的な最低限度の生活を営む権利を有する。国はすべての生活面について、社会福祉、社会保障及び公衆衛生の向上及び増進に努めなければならない」ということが定められた。

こうして憲法で謳われた社会福祉、社会保障、公衆衛生の向上、増進に向けて、行われた政策の一つは、戦前の極端な中央集権体制を総括し、地方分権の理念に立った社会体制の構築を進めたことである。そのために行われた方策の中心となったのは、教育、保健、福祉、警察の機能を、全て基本として都道府県の管理のもとに移管したことである。

この中で保健については、昭和二十二年に、警察行政の所管に残っていた衛生事務も含めた、新しい役割を担う保健所の体制が発足し、新しい保健所法が制定された。

昭和二十三年には、市町村が担う強制予防接種を基本とした予防接種法が制定され、保健所が担う機能をもとにして、昭和二十五年には精神衛生法、昭和二十六年には新しい結核予防法、昭和二十七年には栄養改善法が制定された。

こうしてわが国の公衆衛生が新しい憲法の理念にそって、自治体が担う機能として、新しい出発をすることになった。わが国の医制が公布されたのが明治七年(一八七四)のことであり、昭和二十九年(一九五四)には八十年を迎えたわけであるが、この時点でようやくわが国の公衆衛生の体制が本来の形を整えたといえる。そのことを記念して、昭和三十年、『医制八十年史』が厚生省医務局によって出版された。

そして、昭和三十三年の国民健康保険法の改正によって、市町村および特別区に国民健康保険の実施が義務づけられ、昭和三十六年四月に国民皆保険体制が発足した。

こうして生まれた医療と公衆衛生の体制を背景に、国民の平均寿命は年々、延伸がみられ、昭和五十年ころには、世界のトップグループに入り、昭和六十一年に男女共に世界一の記録を達成した。

これらの系譜は、わが国には自治体の自律的な力があったお蔭で、新しい保健所体制を発足させ、予防接種体制を立ち上げ、国民皆保険体制を達成することができたということを示している。そして以降のわが国の医療、公衆衛生は、その体制の上に固有の歩みを刻んできたのである。

第十章　医学が直面した危機

人々の健康を守るという課題について考えた場合、近代の経済社会の興隆の中で、人々の健康は大きな公害や震災、流行病などによって甚大、かつ深刻な被害を受けてきた。医学は、極めて深刻な危機に面してきた。

イギリスで初めてコレラの大きな流行が見られたのは、一八三一年のことである。この時の流行で二万二〇〇〇人の人が死亡したと報告されている。いまだコレラが目には見えない、小さな微生物によって起こるというようなことは、夢想だにしていなかった当時の人々にとっては、目にはきれいな飲み水にそのような原因があるとは想像もできなかった。

そしてどこで、いつ、おそわれるかわからない、流行病の危機に対しては、常時、全ての地域で、一か所も手抜かりのところがないよう、画一的な体制が用意されなければならないとして、チャドウィックの起草によって制定されたのが、一八四八年の人類の最初の公衆衛生法である。こうして人類の健康を危機から守る制度は、原因のわからなかったコレラの流行という医学の危機への対応から生まれたと言っても過言ではない。

一・水保病

昭和三十一年五月一日に、当時の新日本窒素肥料株式会社水俣工場付属病院細川一院長から水俣保健所に奇妙な神経症状を有する四名の患者の報告があった。水俣病の公式の発見とされている。同じころ、猫が突然狂い出し、走りまわったあげく海に飛び込んで死ぬことが多いということも見られた。

(一)水俣病の原因

昭和三十一年八月、熊本大学は、水俣市の依頼を受けて水俣病医学部研究班を発足させた。昭和三十二年一月、水俣保健所などの調査で患者は昭和二十八年十二月から発生していることが明らかになった。昭和三十二年三月、伊藤連雄保健所長が、水俣湾の魚介類の投与によって猫の発病に成功した。そして十一月には、熊本大学医学部公衆衛生学教室が行った綿密な疫学調査をもとに、「本疾患は水俣湾内で漁獲した魚介類を反復して多食することによる中毒症であり、毒物としては湾奥に排水を注ぐ化学工場から排出された重金属がもっとも強く疑われる」(喜田村正次：水俣病—特論—、藤原元典・渡辺厳一編『総合公衆衛生学』

八三八頁、南江堂、一九七八年）と報告した。

昭和三十三年、厚生省厚生科学研究班が「新日本窒素肥料水俣工場の廃棄物が港湾を汚染し、魚介類や回遊魚が廃棄物にふくまれている化学物質で有毒化し、これを多量に食べるために起るものと推定した。」（宇井純『公害の政治学―水俣病を追って―』四四頁、三省堂、一九六八年）昭和三十四年七月、熊大研究班が有機水銀説を報告した。十月、水俣工場病院の実験で工場排水を投与したネコの発症を確認していたが、公表しなかった。昭和三十四年十一月、厚生省の食品衛生調査会が「原因は有機水銀」と答申した。同省は調査会の水俣中毒部会を即日解散した。昭和三十七年二月、新日本窒素研究班がアセトアルデヒド廃液中に有機水銀が存在すると内部報告した。昭和三十八年二月、熊本大学研究班が「原因はメチル水銀化合物」と報告した。昭和四十三年九月二十六日、政府が水俣病をチッソ水俣工場排水中の有機水銀による公害病であると公式見解を発表した。

水俣病は人類の公害の歴史の中でも、特筆される空前絶後ともいうべき規模であり、かつ悲惨な被害を残した。Minamata Disease として、その名は世界にも知られている。

㈡水俣病の背景

水俣病の患者は、求心性視野狭窄、歩行失調、構音障害などハンター・ラッセル症候群に類似した症状をもつのが特徴である。

水俣湾の沿岸に住む人たちは、魚をとることを生業にする人も多く、長年、毎日、当たり前のように湾でとれる、新鮮な魚を食べてきたのである。また、新日本窒素肥料の水俣工場は、明治四十一年、一九〇八年に建設され、五十年近くも水俣は水俣工場の文字どおり城下町であり、湾沿岸に住む人たちにとっては、工場の存在は古くからかけがえのない生活の一部をなすものだったのである。そういう生活の日常性と社会の長い伝統を背景として、工場生産という止まることを許されない経済活動の隆盛があって、この水俣病は生まれたというところに、最も大きな特徴があり、そこにこそ現代社会がつくりだした健康被害の事例として最も貴重な教訓が含まれていると思われる。

㈢自然の環境

昭和二十五年（一九五〇）には朝鮮戦争が始まり、わが国は戦後復興を目指して大きな産業の成長を見せ始めた。そのような社会の動きが、不変で、不滅のように見えた人々の毎日の生活を取り巻く自然環境の上に、その影を落としていた。水俣工場のアセトアルデヒド生成過程で副生されるメチル水銀が工場排水を通じて水俣湾に流れ込み、魚介類を汚染していたのである。排水中のメチル水銀の含量は微量ではあったが、食物連鎖により、排出されたメチル水銀が魚介類に再濃縮され、その魚介類を多量に摂取した人たちの体内に蓄積することになり、発病したのだ。水俣湾でとれる豊富な魚介類に依拠して生活してきた、沿岸の人たちの伝統的な生活のあり方を通じて、メチル水銀が人々の健康を日々破壊していったのである。長年、日常的に無自覚の内に依拠してきた自然に対し、人々は驚くほど無防備だった。人間の日々の変わりない生活、社会の営みと、食物連鎖という自然の摂理が重層的に重なったところに、人間の生命よりも産業優先という許せない要因が加わって、水俣病というひとつの余りに悲惨な疾病が生まれたのである。

㈣社会の環境

水俣病の原因は、工場排水に含まれたメチル水銀であることは、昭和三十二年十一月に熊本大学の研究班が、「湾奥に排水を注ぐ化学工場から排出された重金属がもっとも強く疑われる」と報告した時に、理解されていたといえる。国としても、昭和三十四年十一月、厚生省の食品衛生調査会が「原因は有機水銀」と答申した時には、理解していたはずである。

これらの報告からすれば、昭和三十四年には、国と熊本県は食品衛生法によって漁獲や魚類の販売を禁じる、あるいは漁業法によって漁業権を停止することを当然、実施するべきであった。また国は水質保全法、工場排水規正法の水質二法によって、水俣工場の排水を規制すべきであったことは明らかである。

しかし、水俣湾の魚介類がすべて有害とはいえないということを理由に食品衛生法による規制が行われなかった。また漁業法も漁業生産力の発展を趣旨としたものであるということから規制が行われなかった。また排水規制の前提となる水質基準を決めることができず、水質二法による規制も行われなかった。国が水質二法によって、水俣湾に固有の排水規制を始めたのは、昭和四十四年である。水質保全法によるメチル水銀の排出基準が四十四年二月に初めて大牟田水域などについて決定された。その時工場は既に四十三年から問題の排水を停止しており、有機水銀発生にかかわる操業も行っていなかったのである。

昭和三十四年以前にも、すでに三十二年に水俣保健所の伊藤所長が猫で実験を行い、工場排水をつかって一週間で発病させることに成功して、県の公衆衛生課に報告した。それを受けて県の副知事が厚生省に報告したが、厚生省は、全ての魚介類が有毒化しているとはいえないとして食品衛生法の適用を認めなかった。また、昭和三十四年十一月、厚生省は「原因は有機水銀」と答申した食品衛生調査会の水俣中毒部会を直後に解散しているのである。これらの国や県の施策に決定的な影響を与えたのは、わが国の産業の成長、発展の足を引っ張りたくないという判断であったことは明らかである。

㈤まとめ

平成十六年三月末現在、水俣病の認定患者数は二二六五人、生存患者数は七四八人である。工場排水が自然環境を破壊し、人間の生命よりも経済を優先した施策が、前代未聞の人間の健康破壊という事態をつくった。しかも、このような状況は、大きな経済成長が続く中では、再びいつ、どこで起きても不思議ではないという厳しい教訓を水俣病発生の歴史は教えている。水俣病は、どのような時にも人間の生命を最優先とすることが、近代社会の絶対の原則であることを教えている。

二、イタイイタイ病

㈠病気の特徴

富山県神通川流域で原因不明の奇病が発生していることが、昭和三十年、地元の医師、萩野昇らによって「所謂イタイイタイ病（富山県婦中町熊野地方風土病）に関する研究」と題して日本臨床外科医会で報告された。イタイイタイ病という名前が学会で使われ、この病気のことが報告されたのは、この時が最初であるが、この病気はこの地域では大正年間のころから存在していたのではないかとされている。この病気の最大の特徴は、神通川流域にしか患者が存在しないことである。

神通川上流の岐阜県神岡町には、三井金属神岡鉱業所があり、採鉱などの過程でカドミウムや鉛、亜鉛などの重金属が多量に発生し、長年にわたり神通川水系の用水を介して、水田や地下水を汚染した。

イタイイタイ病の患者は、尿中カドミウム量が異常に多いこと、患者の発生地域では一般住民でも尿中のカドミウム濃度が高いこと、神通川流域の水田では土壌中のカドミウムや鉛、亜鉛が他の河川流域より多いこと、カドミウムによる産業中毒の患者にも、イタイイタイ病の患者と同じような骨や腎臓などに高度のカドミウムの蓄積が見られることが知られている。これらのことから、イタイイタイ病は、三井金属神岡鉱業所から排出されたカドミウムによる用水や土壌の汚染を背景として、引き起こされたカドミウムの慢性中毒を原因としていると考えられた。

しかしカドミウムによる腎臓障害はカドミウム汚染地区でも広くみられ、カドミウムを取り扱う作業者にも見られるが、イタイイタイ病は発生していない。また、カドミウムの大量曝露した動物実験でも、骨軟化症をつくることができないことも明らかになった。これらのことから、現在ではイタイイタイ病の原因については、神通川流域の高いカドミウム濃度との関連に加えて、この地域に固有の条件があって発生したと考えられている。(加藤孝之「イタイイタイ病」―特論―、藤原元典・渡辺厳一編『総合公衆衛生学』八四三－八四七頁、南江堂、

一九七八年）

イタイイタイ病は、地域で診療する開業医が、死因不明の奇病として昭和三十年に学会で発表したのであるが、最初に注目したのは昭和二十二年であったとされている。

昭和三十六年に、萩野医師が日本整形外科学会で「原因はカドミウムである」と発表した。昭和三十六年十二月に、富山県地方特殊病対策委員会が結成され、栄養改善の見地から取り組みが行われた。昭和三十八年、厚生省がイタイイタイ病研究委員会を設置した。また文部省によって昭和三十八年から四十年の三年間にわたり研究班が組織された。昭和四十二年一月、三つの研究グループが合同で「いわゆるイタイイタイ病に関する研究報告書」を発表した。ここではカドミウムだけでイタイイタイ病が起こるとはしていないが、要因としては重視した。

㈡国の判断

国が見解を発表したのは昭和四十三年五月八日であった。見解では、「イタイイタイ病の本態は、カドミウム慢性中毒により腎障害を生じ、ついで骨軟化症をきたし、これに妊娠、授乳、内分泌の変調、老化および栄養としてのカルシウムなどの不足などが誘引となって、イタイイタイ病という疾患を形成した」と報告した。

この報告は、「科学的な因果関係の証明という点では、まだ五割弱は不明のままであり、科学的な因果関係として断定したのではない。科学的な不確かさは半分近く残っているが、すべてが明確になる見込みはまずないので、それを待ってから行政としての判断と対応をするのでは、水俣病を二度繰り返すようなとりかえしのつかない大失敗をくりかえすおそれがある。したがって、最善の科学的知見にもとづいて行政としての判断と今後の対応を宣言したものであり、科学的究明は今後も積極的に続けなければならない」（橋本道夫『私史環境行政』一三六頁、朝日新聞社、一九八八年）という認識によるものとされている。

昭和三十四年には、富山県の神通川流域を含む全国七地域が要観察地域に指定された。昭和五十年までに研究班および富山県が把握した患者数は一二九名であったが、そのうち男性は三名であった。平成十四年三月三十一日現在の認定患者数は一八五名、生存者数は五名と報告されている。

㈢まとめ

水俣病の最初の患者が、水俣工場の付属病院の院長から公式に発見されたのは昭和三十一年であり、初めてイタイイタイ病のことが地域の開業医から学会で発表されたのは昭和三十年である。

国をあげて進められる産業の奨励政策があって、一方で人々の生活を支える固有の自然環境の破壊がおこり、知らず知らずの間に、そこに生活する人たちの健康破壊が進み、深刻な被害が生まれた。

戦後、時を同じくして報告された疾病の発生を通じて、地域の経済の発展の中で、地域に固有の自然の環境と人々の健康に対し、これをどのように守っていくか、そのことが公衆衛生の不可欠の役割であることを学んだのである。

三、阪神淡路大震災

平成七年一月十七日午前五時四十六分に発生した兵庫県南部地震は、阪神淡路全域に甚大な被害を及ぼし、未曽有の被害を記録した。大震災下の神戸市において展開された公衆衛生活動は、以下のとおりである。

(一)災害対策の基本

わが国の災害対策の基本的指針は災害対策基本法によって定められている。この法律は戦後の疲弊した時期に、昭和二十七年の十勝沖地震、昭和三十四年の伊勢湾台風など、地震や台風などの災害による被害があいついだこと、これらの災害発生時の対応の多くが後手々にまわる状況のあったこと、さらに制度的には災害関係の法律が一本化されてなく、各省行政の中にバラバラに組み入れられ、責任の所在が不明確であるなど、総合的な施策が実施できているとはいえなかったことから、これらの状況を解消するために、あらたな立法が必要であるとして、昭和三十六年十一月十五日に成立したものである。

その主たる内容は、防災責任体制を明確にする、総合的な防災行政を推進する、計画的に防災行政体制を準備する、財政援助指針を作成しておく、災害時の緊急事態に対する措置を定めておくことなどの項目からなっている。そして、災害が発生した場合、その災害対策は第一次的には市町村の責務であること、都道府県、国の支援のもとに災害時に市町村が部内各組織をあげて、機動的に対策を実施するために災害対策本部を設置し、地域防災対策を実施することなどを定めており、災害応急対策についての市町村の役割を明確にし、市町村長に広範な権限が付与される形になっている。

この法律に基づいて自治体で作成されている災害地域防災計画の中にみられる公衆衛生関連の業務計画としては、医療・助産計画、および防疫・清掃・保健衛生計画の両者が柱として定められている。

一方、災害時の対人サービスについては、災害時の被災者の基本的な生活の確保、社会的秩序の保全をはかることといった応急的に必要な援助を行うために、災害救助法（昭和二十二年施行）が定められている。

これらの法律が、わが国の災害時の公衆衛生活動を規定する枠組みとなっている。以上のことをふまえて、震災時の公衆衛生活動の内容について、阪神淡路大震災における神戸市の事例から具体的な内容をみると、生活環境衛生、保健予防、医療救護活動支援の三つの活動に分けられる。

(二)生活環境衛生活動に関すること

①防疫・生活衛生の対策：「避難所における衛生確保指針」を定める。
②埋火葬対策：斎場・墓園の被害状況の把握、他都市への火葬依頼、焼骨証明の発行、遺体搬送車両の確保、遺骨一時預かり、火葬相談窓口設置。火葬件数は一月三十一日までに二五六体。
③浴場の確保（衛生局）：家屋の倒壊やライフライン途絶のため、入浴の機会を失った避難者が非常に多い。一月二十五日に浴場調査を実施し、一月二十七日より水の給水などを支援し、三浴場の営業再開支援。浴場は一月二十九日には仮設を含めて四十八か所、二月二十八日には一二一か所、三月三十日には一五二か所。

㈢保健予防活動に関すること

①家庭・避難者の巡回訪問指導：避難所数は、一月三十一日時点で五九二か所、二月二十八日時点で五二七か所、三月三十一日時点で三八一か所。高齢者、結核、精神等の患者の安否の確認、避難所における巡回健康相談の実施。三月に避難所で健康診断の実施。

②栄養状況の把握と指導：被災者の食生活の状況を把握し、栄養状態の改善を指導する。

③予防接種に関すること：インフルエンザ予防接種を、一月二十九日から二月十六日に一六四九人に実施。

④精神保健・救護活動：作業所などの被害状況の把握、精神保健相談窓口の設置（相談と入院など）、精神科救護所の設置。精神科救護所は、一月二十二日の長田保健所に始まり、一月二十六日に全保健所に設置。精神科の相談件数は一月三十一日時点の累計で一〇四一件、二月二十八日時点で三八七六件、三月三十日時点で六一八五件。

㈣医療の供給体制に関連すること

①医療機関：避難所に救護所、救護班を設置。三月二十日現在の総診療・搬送件数二十一万四六〇八件。常設救護所一月三十一日時点一三五か所、二月二十八日時点

一二一か所、三月三十一日時点四十九か所。
②医薬品・医療器材の確保。
③病院の給食の支援：一月十八日から二月十五日の間に給食の支援を実施。市に相談のあった三十八施設に約九五〇〇食を用意し、民生局関係約五〇〇〇食、衛生局関係約四五〇〇食支給。
④医療機関の被害と診療状況の把握：医師会を通じて調査。被災六区の稼動診療所の割合は、一月三十一日時点で二九％、二月二十八日時点で七七％、三月三十一日時点は八四％。市内の病院一一二か所の中の診療状況は、一月三十一日時点で九十六か所、二月二十八日時点で一〇五か所、三月三十一日時点で一〇九か所。
⑤医療ボランティアの対応（衛生局）：医療ボランティアの活動者数は、一月三十一日時点で医師四五〇人、看護師二三一人、その他一八人、二月二十八日時点でそれぞれ九十九人、三一六人、二十三人であった。登録者数は、一月三十一日時点で医師は三七三人、看護師一一三一人、その他一六二七人、二月二十八日時点でそれぞれ四一〇人、一一七二人、一三九人であった。

㈤まとめ

保健所は基本的に地震発生時における対物、対人衛生業務の両者を総合的に管理実施する専門機関と位置づけられている。大規模震災下においても保健所は、不衛生な生活環境の改修や、伝染病や食中毒の発生予防業務の推進、また被災者の健康管理と保持のための保健活動、精神障害者への対応などに、地域の公衆衛生活動の拠点として、活動しなければならない。このことは保健所が大震災下においてかけがえのない、非常に重要な役割を果たしたことから、確認することができる。また、震災時には長期にわたる避難生活、仮設住宅生活者に対する対人サービスの提供が課題となることが明らかになった。そしてこれらの点については、保健や福祉の日ごろからの事業の推進、充実が不可欠であることが認識された。

参考文献：阪大学医学部公衆衛生学教室「大震災下における公衆衛生活動」、一九九五年

四．大腸菌O157食中毒

㈠学童集団下痢症の発生

平成八年七月十三日㈯午前十時頃、市立病院より「七月十二日の夜間診療で下痢、血

便を主症状とする小学校学童の患者一〇名を診察した」との通報が堺市環境保健局衛生部にあった。

調査を行ったところ、十三日時点で市内三十三小学校二五五名の学童の下痢患者が受診していることが判明した。その後、激しい腹痛、下痢、血便を主訴とする学童患者が急増し、七月十三日夜から十四日にかけて堺市内の急病診療センター、病院の救急外来に二千数百名の受診があり、ベッドが満床となり、市内外の医療機関に応援を要請した。十四日には、堺市衛生研究所において有症状者の便、二十六検体中十三検体から腸管出血性大腸菌O157を検出し、学童集団下痢症の原因菌と断定した。七月二十三日、溶血性尿毒症症候群に罹患した十歳の女子児童が死亡した。八月六日に、腸管出血性大腸菌感染症が指定伝染病に指定された。八月末には、学童の一斉検便をほぼ全員終了し、九月二日から通常どおり二学期の授業を始めた。十一月一日に安全宣言を行った。

(二)患者数

把握された患者数は、医療機関に受診した患者一万二六八〇人、有症状者一万四一五三人、検便陽性者二七六四人、実人数一万六一一一人と報告されている。

医療機関を受診した患者のうち最も多数を占めたのは小学校学童であり、この集団下痢症は学童集団下痢症と呼ばれた、学童患者数は総数八九三八人、男四五三三人、女四四〇五人であった。

㈢罹患状況と流行の原因

これらの学童の罹患状況について、顕著な特徴は、学童患者数が出席学童数の五％以上の多発校と五％未満の非多発校に、学童が通学する学校が明瞭に区分されたことである。そして多発校における学童患者数は、総数八七〇五人(総学童患者数の九七・四％)、男四四二七人(同、九七・七％)、女四二七八人(同、九七・一％)であった。

市内の六つの行政区域について、北区域では十七校のうち八校、東区域では九校のうち五校、中区域では十三校のうち十三校、南区域では二十二校のうち二十一校が多発校、堺区では十七校、西区では十四校、全てが非多発校であった。学童患者発生率は、全校が多発校であった中区域では三二・〇％、多発校の存在しなかった堺区域では一・七％、西区域では一・四％であった。このことは、一定の原因が一定の学校に存在して、その学校の学童が集団下痢症に罹患したことを示唆している。

その原因について、入院した学童患者が全員出席した日が北区域、東区域では八日、中区域、南区域では九日であり、結果として八日および九日の両日の献立が原因として疑われた。そして喫食調査の結果から、八日および九日の共通の非加熱食材は、貝割れ大根であることが明らかになり、集団下痢症の原因が絶対に安全でなければならないはずの学校給食に利用された貝割れ大根が、大腸菌O157によって汚染されていたことによると判断された。

(四)二次感染防止・感染者の早期発見・初期治療・市民の不安解消に向けた対策

①連携と協力：市内各団体によるO157対策啓発市民会議の設置。

②広報と情報提供：広報車による啓発活動。二次感染防止チラシの配布約二〇〇万枚。啓発冊子の配布四十万部。インターネットによる情報提供。

③消毒：消毒状況：公共施設一〇四七か所。消毒液の配布：対象世帯数二十九万二三九九、配布本数二十六万二三一四本。

④保健婦活動：家庭訪問：八三六九世帯。学校訪問：有症状学童・家族、無症状学童の健康状態の把握。学童の菌検査の全数把握。

⑤無料検便：七月二十一日〜九月十三日。受付件数：一八万一六三四件。陽性件数：学童一〇六八件、学校職員十八件、未就学児一二四件、中学生以上一一一件。

⑥保育所での対応：抵抗力の弱い保育所の乳幼児の健康観察、衛生指導。

⑦予防投薬：無症状菌陽性者への対応として、抗菌剤の服用、整腸剤のみの服用、服用なしで経過観察が考えられた。

㈤まとめ

堺市の学童集団下痢症は、大腸菌O157によって汚染された貝割れ大根が原因であることが明らかになった。その貝割れ大根の種はアメリカから輸入されたものであると判断され、アメリカで流行していた大腸菌O157による下痢症が日本に輸入され、堺市の学童を襲ったと理解できる。

毎日、食べている給食の材料が怖い病気の原因になるとは想像もできなかった。しかも国境を越えた巨大な経済の流通の上に、人々の日々の生活は、直接関係しているのである。そのため、被害の規模が極めて大きなものになったということもこの一件は教えてくれている。そのような視点に立って、健康を守る基盤、健康の危機管理の体制もまた構築されねばならない。

参考文献：堺市学童集団下痢症対策本部「堺市学童集団下痢症報告書―腸管出血性大腸菌O１５７による集団食中毒の概要―」、一九九七年大阪大学公衆衛生学教室「大腸菌O１５７の二次感染予防に関する調査研究―堺市学童集団下痢症から―」、一九九七年

五．福島第一原発事故

平成二十三年三月十一日、午後二時三十六分、マグニチュード九・〇の地震が起きた。震源地は、男鹿半島の南東一三〇キロの太平洋である。午後三時三十分頃、地震の約五〇分後、長さ四〇〇キロ、幅二〇〇キロの巨大な津波が、東北地方の北東の海岸を襲った。地震および津波の時に、十七か所の原子力発電所で五十四基の発電用原子炉が稼働していた。今回の地震および津波によって、女川原子力発電所、福島第一原子力発電所、福島第二原子力発電所、東海第二原子力発電所の四つの原子力発電所が深刻な影響を受けた。女川原子力発電所、福島第二原子力発電所、東海第二原子力発電所では、かろうじて緊急停止装置が作動し、炉心の冷却状態を維持することができた。しかし福島第一原子力発電所は、深刻な事態に直面することになった。

日本では、十月十五日時点において、五十四か所の原子炉のうち十か所が稼働中であったが、三十八か所は定期検査のため休止中であり、六か所は今回の震災による被災を受け、現在に至っている。

㈠福島第一原子力発電所で何が起こり、何がなされたか

三月十一日、福島第一原子力発電所の原子炉一号機、二号機、三号機は、地震の時点では稼動していた。四号機、五号機、六号機は定期検査中であり、四号機では、燃料棒がはずされていた。そのことは原子炉の中に炉心が存在していなかったことを意味している。五号機、六号機は、炉心は冷却状態にあった。午後二時三十六分、地震が起った。稼働中の一号機、二号機、三号機は、自動的に停止した。しかし外部電源は完全に喪失した。一四メートルから一五メートルの津波が襲った時、タービン建屋に設置されていた、一号機から五号機の非常用ディーゼル発電機は全て冠水し、機能を失ったが、原子炉建屋に設置されていた六号機では機能が維持された。

三月十二日、午前十時十七分、一号機において、上昇した蒸気圧を下げるためにベントが行われた。午後三時三十六分、第一号機で水素爆発が発生した。四人が飛来した瓦礫によって負傷した。三月十三日午前九時二十分、第三号機においてベントが行われた。午前十一時、第二号機においてベントが行われた。三月十四日午前十一時一分、三号機において水素爆発が発生した。これにより十一人が負傷した。十五日、午前六時十四分、第四号機建屋において爆発があった。午前六時二十分、爆発音が第二号機において聴取されたが、建屋は無事であった。三月二十日、午後二時三十分に第五号機、午後七時二十七分に第六

号機が、それぞれ冷温停止した。

この間、事態の安定化を図るためベントが行われ、大量の海水の散布が行われた。しかし炉心溶融が起こり、原子炉圧力容器を溶かし、コンクリートの床にたまっていることが推測された。また水素爆発も起こった。四月四日から十日には、一〇万三九二〇トンの汚染水が海に放出された。これらの処置は大気中や海水中の放射性物質を増加させ、広い範囲の環境中の放射線量のレベルを増加させた。四月十二日、原子力安全保安院は、福島第一原発の事故に対し、国際原子力事象評価尺度レヴェル4を認定し、国際原子力機関に報告した。この事故によって放出された放射性物質の総量は、チュルノブイリ事故の十分の一であると推計された。

㈡総理大臣の指示

三月十一日、午後七時三分、政府は「原子力緊急事態宣言」を発表し、政府原子力災害対策本部および現地原子力災害対策本部を設置した。九時二十三分に、総理大臣は第一原発から三キロ以内に住む住民に「避難指示」を、十キロ以内に住む住民に「屋内退避指示」を発した。最終的に、四月二十一日に総理大臣は、福島第一原発から半径二十キロ圏内を「警戒区域」に設定、当該区域への立入禁止、または当該区域からの退去の指示を発した。

四月二十二日には、福島第一原発から半径二十キロから三十キロ圏内に設定されていた「屋内退避区域」を解除し、「計画的避難区域」と「緊急時避難準備区域」を指定した。九月三十日に、「緊急時避難準備区域」が解除された。

警戒区域、この地域の住民は、強制的に直ちに避難することを求められ、この地域へ立ち入ることができない。避難計画区域、この地域では、年間の蓄積放射線量が二〇シーベルトを超えることが予想された。この地域の住民は、一か月以内に退避することが求められた。緊急時避難準備区域、この地域の住民は、自主的に避難することが継続的に求められた。

㈢把握された避難者数（二〇一一年八月一日）

八月一日時点において、総理大臣の指示のあった区域に住んでいた住民四十九万五〇〇〇人のうち、六万六五一二人が実際に指示に従って避難し、六八七三人が自主的に県内に非難した。四万六二九五人が県外に避難した。県の人口二〇六万七〇〇一人のうち、把握された避難者の総数は十一万九七三九人であった。

㈣外国人への対策

三月十三日、在日フランス大使館が日本に住む自国民に、数日間は首都圏を離れるよう勧告した。三月十五日、フランス政府が自国民のために日本脱出用の臨時航空便を手配した。三月十七日、米国政府が、第一原発から半径八〇キロ以内の自国民に退避勧告を行った。またオーストラリア、ニュージランド、韓国、カナダ各国の政府も、八〇キロ圏内の自国民に退避勧告した。四月二十二日、フランス政府が自国民のために日本脱出用の航空特別便を手配した。

㈤学童の避難

七月十五日時点で、県外に転校した児童・生徒が七六七二人、県内の転校が四五七五人であった。夏休み中の転校を希望している児童・生徒は、県外が一〇八一人、県内が七五五人で、計一万四〇〇〇人であった。

㈥初期段階に実施された厚生労働省の対策

①健康の確保：健康相談：三月十八日に、放射線に関する一般人向けのホームページを開設した。七月十九日までに、放射線に関する健康相談について、全国に相談窓口を四八一箇所設置した。被ばく放射線量スクリーニング検査：七月十九日までに、放射

線の測定や健康管理のため、医師など累計三九八人を派遣した。入院患者等の搬送：三月十八日～二十二日に、屋内退避指示が出ている地域の病院・老健施設等の患者・入居者（約一七〇〇人（六病院約七〇〇人、福祉施設約一〇〇〇人））を福島県内外へ搬送した。

②水道水の管理：三月十九日、水道水中の放射性物質の管理指標を発表した。七月十日、規制値を越える地域は存在しなかった。

③食品管理：三月十七日、放射性物質について食品衛生法上の暫定規制値を発表した。四月五日、魚介類に対する放射性ヨウ素の暫定規制値を発表した。七月二十四日までに、八三八八件、うち暫定規制値を超過した物件は四七五件であった。

(七)被ばく放射線量スクリーニング検査

被ばく放射線量スクリーニング検査が、避難所、あるいは保健所の九か所で始められ、三月に十一万四六八八人、四月に六万三三五二人、六月十二日までに計二十万五〇一人に実施された。一〇二人の人が100000cpm（一分当り放射線計測回数）以上の放射線量を示した。

(八)小児の甲状腺検査

三月二十四日、川俣町保健センターにおいて一歳から十五歳の六十六人の検査が行われた。三月二十六〜二十七日には、いわき市保健所において、〇〜十五歳までの一三七名の小児に対し実施され、三月二十八日〜三十日には、川俣町公民館及び飯館村役場において、〇〜十五歳までの九四六名の小児に対し実施された。

総数一一四九名のうち、整った条件のもとで検査をうけることができた一〇八〇名について、全員が0.10μSv以下であった。五五％の子どもが0μSv、最高値は0.10μSvであった。

(九)校庭の除染

福島県には五十九の市町村があり、一一六〇の小学校、中学校が存在する。汚染土の除去を実施または計画中であったのは、二十五の自治体の五八四の学校、このうち八月十日までに完了したのが二九九校、今月末までの夏休み中に終えるめどが立っているのが二六八校であった。工事が終えた学校では、校庭の線量が毎時3μSvから0.2〜0.3μSvに低減した。除去した土は、ほとんどは校庭の一角に深さ一・五〜三メートルの穴を掘り埋められた。土の量は、十九自治体分だけで計約一七万八〇〇〇立方メートルであった。県立高校では、九十校中二十三校が工事を実施または計画中であった。

㈩ 汚染地域

放射線物質による被ばく線量が年1μSv以上の地域は、十月十一日時点において、八都県で約一万三〇〇〇平方キロに及んだ。このうち福島県では、八〇〇〇平方キロであった。放射線によって汚染された大変な量の土壌や落ち葉、瓦礫を、どのように除去し、除染することが、克服すべき深刻かつ、重大な課題である。また、被災した人たちの健康状態を的確に長期にわたってフォローしていかなければならない。そのために、次のような健康管理計画が実施される。

㈪ 全県民対象健康管理計画

①基本健康調査：対象者：平成二十三年三月十一日時点での県内居住者二〇三万人。方法：自記式質問票。内容：三月十一日以降の行動記録（被ばく線量の推計評価）。

②住民の健康状態の把握：甲状腺検査（十八歳以下の全県民に順次実施）。対象者：平成四年四月二日から平成二十三年四月一日までに生まれた県内居住者（県外避難者を含む）三十六万人、三〇年。内容：甲状腺超音波検査、三年程度で全県小児の現状を把握し、その後、定期的に検査。健康診査（既存の健診を活用）。対象者：避難区域の全住民及び基本調査の結果、必要と認められた者二十万人。内容：一般健診項目＋白血球分画、

対象者：全県民。内容：一般健診項目。

③こころの健康度・生活習慣に関する調査：対象者：避難区域の全住民及び基本調査の結果、必要と認められた者二十万人。方法：質問紙調査。

④妊産婦に関する調査：対象者：二十二年八月一日〜二十三年七月三十一日の母子健康手帳申請者二万人。方法：質問紙調査。

(十一) まとめ──保健師の役割──

福島県の建設済み、あるいは建設予定の仮設住宅は平成二十三年十月四日現在において一万四六八一戸であった。

公衆衛生サービスおよび健康相談は、避難している人たちの生活と健康の基盤である。保健師の活動を通じて、これらのサービスが仮設住宅で生活する人たちに提供されている。毎日の生活において、避難している人たちにとって保健師の支援や援助がかけがえのない支えになっている。保健師は、仮設住宅に避難している人たちの最も身近な生活のオーガナイザーであり、サポーターである。彼らの役割は極めて大きい。全体の被害がどのように大きなものであっても、地道な個々の保健師の日々の仕事が支援活動の出発点である。

福島県郡山市に設置された富岡町の人たちが住んでいる仮設住宅を訪問した。次の写真

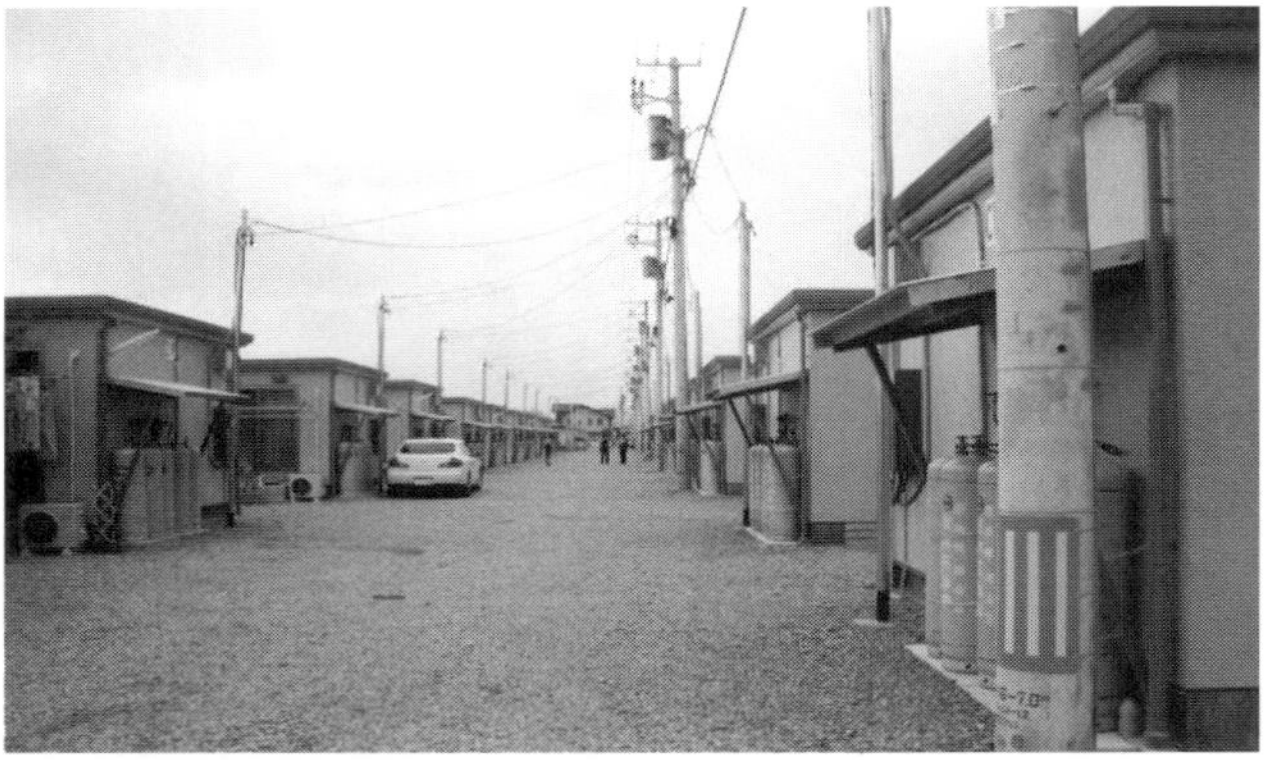

福島県富岡町避難者仮設住宅　於郡山市
（2011年10月著者撮影）

は富岡町の人たちの仮設住宅である。一緒に訪問した保健師さんの住民に信頼された、明るくさわやかな仕事ぶりが印象的で、とても嬉しかった。そのことを改めて報告させていただいて、まとめの言葉とさせていただきたい。

第一三九回アメリカ公衆衛生協会年次総会は、平成二十三年十月二十九日から十一月二日まで、首都ワシントンDCにおいて、ワシントン・コンベンション・センターを主会場として開催された。十一月一日に、東日本大震災をテーマにしたセッション「地震・津波・原子力発電所事故に関する日本からのメッセージ：何が起きたか、何がなされたか」が持たれた。筆者は「福島で何が起こったか―公衆衛生の視点からの報告―」について、発表を行った。本稿は、その内容をもとに作成したものである。

参考文献：安村誠司『原子力災害の公衆衛生　福島からの発信』南山堂、二〇一四年

六．ハンセン病

(一)ハンセン病菌の発見

ヒポクラテスを祖とする西洋の医学は、彼が主張した瘴気論へのパスツールやコッホの挑戦を通じて、ワクチンの開発や細菌の培養、抗生物質の発見などの成果を積んで、時代を画する新しい地平に立ったといえるであろう。

ハンセン病はキリストの時代以前から人類の歴史の中で語られてきた疾病である。しかも顔面や四肢に厳しい変形を来たすことが多いこともあり、社会のなかで忌み嫌われ、恐れられ、前世宿縁の業病といわれてきた。

ハンセン病の原因菌は、ノルウェーのゲルハルト・ハンセン（一八四一～一九一二）によって、結核菌より早く一八七三年に発見された。しかし、現代になってヌードマウスやアルマジロをつかった培養に成功するまで培養に成功しなかった。このため免疫学や細菌学によってひらかれた新しい医学の地平に立つことができず、新しい診断法、薬剤やワクチン

の開発、治療法の発見や工夫が困難という課題に直面して、古来から不治の業病とされてきた歩みが、ほとんどそのまま今日まで続くことを許すことになったと思われる。

㈡光田健輔「家を浄め、縣を清めて国からなくしてしまう」

ハンセン病菌が発見された頃、国を開いたわが国においても、国としてのハンセン病政策が始まり、その先頭に立ち指導したのが光田健輔（一八七六〜一九六四）である。

光田先生は、自伝の『回春病室』の中で次のように述べている。

「私は義憤を感じた。この恥ずべき病者を多くもっていることは文明国の恥である。さらにそれを街頭にさらして何の方法もとらないことは何という情けないことであろう。……医者としてまずその病理病源をつきとめて治療の完全をはからなければならない。しかし、それとともに最も急がなければならないことは隔離である。……これはたんなる一介の医者として手の及ぶところでない。社会問題である。『この病気から国民をまもるためには政治の力によらなければならないであろう。』私は強くそう考えると、心のおくに燃えあがるものを感じた。」（光田健輔『回春病室』二二頁、朝日新聞社、一九五〇年）

光田先生が、急がなければならないことは「隔離」であるとした場合、大事なことは感染経路を早急に明らかにして、その流れを断ち切ることにあったはずである。そのことが

「隔離」ということの意味のはずである。しかし、『回春病室』の中で感染経路に関連して、光田先生が述べている記述は、次のとおりである。

「ライは接触によって伝染する。したがって家族内に最も多く発生する。決して遺伝ではないのである。愛生園の調査によると二十才以下の青少年一七〇人のうち、父から伝染したもの…三十二人、母から伝染したもの…三十六人、兄弟姉妹から伝染したもの…十九人、祖父母から伝染したもの…八人、伯叔父母から伝染したもの…十二人、他人から傳染したもの…二十四人、全然わからないもの…三十九人、となっていて父母からの伝染が全体の四割に当り、そのつぎが他人や全然わからないときにうつっているのである。即ちライは最愛の家族に感染させてその生命をほろぼすとともにその部落を汚し、村を汚し、地方全体にそのわずらいを及ぼすのである。互いにその害を避けるためには早く療養所に入って治療を受け菌を外部に散らさないようにすることである。それが最上の道なのだ。家を浄め、縣を清めて国からライをなくしてしまう。そのためには、『一人のライも健康者の中に交っていてはならないのである』」（光田、一五七頁）

光田先生は、「ライは接触によって伝染する」と断言している。しかし、「接触によって伝染する」とした、その伝染のあり様については、何も述べていない。しかもこの文章を書くまでに、先生は多数のハンセン病の患者を診察したと思われるが、そのなかで実際に

「接触による伝染」と診断できる患者に遭遇したことがあるのだろうか。

㈢小笠原登「絶対うつらない」

この点に関して、ハンセン病対策の歴史に大きな足跡を果たした医師がいる。小笠原登（一八八八〜一九七〇）である。小笠原先生は昭和九年に述べている。

「らいが悪性である理由を伝染性に帰する人があるかも知れぬ。然るにらいの伝染性が甚だ微弱である事は、わが国の専門家の多くが認めるに至った所である。結核に比すれば比較し得られぬ程に低いと考えなければならぬ。」（大谷藤郎『らい予防法廃止の歴史』一一一頁、勁草書房、一九九六年）小笠原先生は、京都大学皮膚科特別研究室助教授として多数のハンセン病患者を診る中で、ハンセン病の伝染性は非常に低いということを実感したのだと思われる。

昭和十六年に大阪で開かれた第十五回日本らい学会で、「『らいは伝染病』だという通説を否定なさるか、この席上で言っていただきたい」といわれ、「これに対して、小笠原氏は『らいが細菌性疾患であることは認めるが、強烈な伝染病ではない』と答え、自らの学説の正当性を放棄しなかった」（熊本日日新聞社編『検証・ハンセン病史』六七頁、河出書房新社、二〇〇四年）と報告されている。

大谷藤郎先生は述べている。「患者さんのひどい姿をみて、病気が自分にうつったら大変だと怖かったのですけれど、恐る恐る手伝っているうちに、絶対うつらないと淡々と普通にやっておられる先生の姿を見て、先生の言葉を信じるようになった。」(大谷藤郎『医の倫理と人権―共に生きる社会へ―』一二頁、医療文化社、二〇〇五年）小笠原先生は、多数のハンセン病患者の診療活動を通じて、ハンセン病は「絶対うつらない」と理解し、患者にそのように接触していたことがわかる。

「うつらない」ということで特記すべきことは、「百年以上にわたるわが国のらい療養所の歴史においても、従業員からハンセン病発生の事実はない。ハンセン病患者と知らないで結婚して、伝染発病した例を聞かない」(大谷『らい予防法廃止の歴史』一七頁）とされていることである。光田先生は、もちろん従業員からのハンセン病発生の例がないこと、結婚して伝染した例がないことは知っていたはずである。

また光田先生は「ライ菌は結核菌より八年前に発見せられているのでありますが、その培養は世界中の学界で研究せられているにもかかわらず信用できるほどの成功を見ていないのであります」(光田、八六頁）と述べている。ハンセン病菌の培養が成功していないことも知っていたことがわかる。培養できないということは、ハンセン病菌が自然の環境では生存しにくいこと、つまり伝染しにくいことを示唆している。

これらの事実は、ハンセン病が日常生活においてみられるような通常の単純な接触によっては感染しないことを示しており、光田先生も多数の患者を診る中で、小笠原先生と同様、「うつらない」と実感していたに違いないと思われる。ハンセン病は恥ずべき病気でもないし、成人にとって日常の生活の中で、うつる病気でもないと理解していたのではないだろうか。

㈣隔離政策の徹底

しかし、当時のヨーロッパでは、菌の発見以降、それまでにも増して、ハンセン病患者の隔離政策が強力に推進されている現状に直面して、医学の先進地であるヨーロッパのやり方に学び、隔離という政策をすすめることが自分の使命と、光田先生は思ったのではないだろうか。そして、そうした政策をすすめる以上、徹底してすすめることによって世界のモデルともなる成果をあげたいと考えたのではないだろうか。結果として、「うつらない」という知恵を生かすことができず、「ハンセン病は伝染病」という認識に立って構築した体制が如何に大きな悲劇を生んだかということは、その後のわが国のハンセン病対策の歴史が教えてくれているように思う。

なかでも結婚の条件として、光田先生が強行した男性のワゼクトミー、そして女性の堕胎はどうしても許せないことのように思える。

(五)ハンセン病の病態

ハンセン病の病態について、今日では「患者からのらい菌の排出門戸は主として鼻粘膜と皮膚であると考えられている」、そして「らい菌の侵入門戸は上気道粘膜という見解が一般的である」(大谷藤郎監修・牧野正直・尾崎元昭・畑野研太郎編集『ハンセン病医学』三六六頁、東海大学出版会、二〇〇七年)とされている。

ハンセン病の感染は、菌を有する患者の鼻粘膜に存在する菌が呼気によって直接到達するような位置に健康人の鼻粘膜が存在した場合に菌がそこに生きて移るということが可能となり、感染が起こるのではないかと考えられる。この場合、健康人といっても、ハンセン病菌はヌードマウスにおいてようやく培養ができたような菌であるから、感染が成り立つのは、免疫力が弱い、例えば乳児であることなどが想定されなければならないであろう。具体的には、ハンセン病の母親が、自分の子どもを胸に抱いてお乳を与えたり、あるいは父親が抱っこしてあやしている時が一番感染の起こりやすい時ではないかと考えられる。こうして菌を保有する親などの身近な大人から感染を受けた乳幼児が、通常、数年から十数年の潜伏期があって発病するというのがハンセン病の感染と発病の実態と考えられるのではないだろうか。このように考えると、一九〇九年（明治四十二）にノルウェーのベルゲンで開催された第二回国際らい学会議で、「ハンセン病は幼児感染である」（牧野、三七六頁）と決議されており、画期的な理解が一〇〇年以上も前に既に存在したことを知らなければならない。

今日、全国十三か所の国立療養所の入所者数は、平成二十七年五月一日現在において一七一八人、平均年齢は八十四歳である。

平成二十八年三月十八日、国立感染症研究所ハンセン病研究センターに感染制御部第七室の森修一室長を訪問して、ハンセン病について成人の場合、日常生活の中で感染することはないこと、明治四十二年から平成二十二年までの国立療養所の入所者の延べ数は、三万五〇〇〇人くらいと推測されること、そして近年では二〇一四年に大阪府出身、男性一人、日本人の新規患者が報告されており、その人の年齢は七十四歳であったこと、このことは潜伏期が六〇年以上であったことを示唆していると教えてもらった。

㈥「差別と偏見」の強行

ハンセン病との闘いは、菌の培養ができなかったこと、感染から発症までの潜伏期間が長期で、かつ多様であるということ、古くには遺伝病だと思われていたことなどから、疾病の病態について未知の部分が多く残り、さらに二〇〇〇年以上の歴史が社会の中に深く、この疾病の間違った認識をつくってしまい、人類の医学の歴史の中で固有の道を歩むことになった。

その中で西洋医学が、その大きな進歩にもかかわらず、明確な根拠もないまま菌が存在するから「ハンセン病は伝染病」という単純な認識のもとに世界各地で進めたハンセン病患者に対する隔離政策は、医学の名による「差別と偏見」の強行という、とりかえしのつかない歴史を残してしまった。そのような歴史をどのように反省するか、西洋医学の避けられない宿題として今日に残っているように思う。

㈦まとめ

医療の場にある患者は、「疾病」がつくる「症状」を有している。その「症状」が患者を決定的に弱い立場においてしまう。結果として、許せないはずの「差別と偏見」に対し患者は抵抗することができない。人類のハンセン病の歴史はそのことの余りに悲惨な所産を示しているといえるであろう。だとすれば、医療の場にある患者は具体的に法律による制度や体制の制定によって、その立場が守られなければ、いつ何時、ハンセン病のような疾病の名による悲惨な歴史が再発しても不思議ではないということを厳しく教えてくれてい

る。(「ハンセン病問題に関する検証会議の提言に基づく検討会報告書」厚労省、平成二十二年六月)

そしてさらに、法律の制定を待つのではなく、医療の現場におけるインフォームドコンセントのある診療の一〇〇%普及を前提にした、セコンドオピニオンセンターの設立、充実を基盤とした新しい医療の体制が、すべての医療の場において、医療に従事する者と医療を受ける者の互いの信頼を基盤とした協力によって構築されなければならない。西洋医学による医療が「症状」の観察と記録から始まる以上、西洋医学は、今日、そのような新たな地平を築くことが不可欠の課題となっていることを認識しなければならないのではないだろうか。(「千葉県がんセンター腹腔鏡下手術に係る第三者検証委員会報告書」千葉県、平成二十七年七月)

第十一章　全ての人に健康を　Health for All

医療と公衆衛生の体制の充実を背景に、日本人の平均寿命は年々延伸し、世界のトップグループに入ってきた。かくして到達された平均寿命の長い社会は、次のような特徴を持っていると考えられる。

一つは、相対的に充実した医療、公衆衛生の体制の存在によって、体制の不備や経済的な理由による人々の理不尽な死亡が基本的に克服されている社会であることである。もう一つは、結果として多様な健康状態の人が多く生活している社会であるということである。

わが国が、そのような時代状況を迎えているころ、昭和五十三年に当時のソ連、アルマ・アタにおいて、ＷＨＯ（世界保健機関）の国際プライマリケア会議が開かれ、「Health for All by 2000（二〇〇〇年までに全ての人に健康を）」が宣言された。

このアルマ・アタ宣言では、この目的を達成するためには、地域社会のあらゆる社会資源が総動員される必要があると述べられており、ボトムアップ方式の健康づくりの方向が示された。

一・国民健康づくり計画

アルマ・アタの国際プライマリケア会議に出席した当時の大谷藤郎厚生省科学審議官の強い指導のもとに、この年、厚生省から国民健康づくり計画（第一次国民健康づくり対策）が発表された。

ここにわが国の公衆衛生は、WHOのプライマリケア体制の充実、強化、ボトムアップ政策の推進という事業展開に学び、都道府県の保健所を基盤とした体制から、国民の経済の成長や平均寿命の大幅な延伸による人々の健康状態の多様化への対応、そのためのボトムアップ方式による健康づくりの推進という観点から、住民にとって最も身近な自治体である市町村において先駆的に取り組まれてきた保健事業推進の実績に学び、市町村の機能の強化を基盤とした保健事業の推進を図るという方向へ大きな展開がみられることになった。

発表された「国民健康づくり計画」では、次の三つのことが提起された。

第一に、市町村に健康づくり推進協議会を設置し、自らの地域の健康課題について自ら議論し、それぞれの取り組み方策を協議する場を設けること、第二に、それらの協議にもとづいて独自の事業を実施するために向こう十年間で保健センターを、人口三万人に一か所、計四〇〇〇か所設置すること、

第三に、市町村の国民健康保険に雇用されている保健師をすべて、市町村保健師に身分統合すること、である。

ここにわが国の公衆衛生は、都道府県の保健所を基盤とした上意下達型の体制から、平均寿命の大幅な延長がつくる人々の多様な健康状態に対して、ボトムアップ方式による、「全ての人に健康を Health for All」を目指した、健康づくりを推進することになった。

このような動向をうけて、大阪府立成人病センターの小町喜男先生が、地域における循環器病の予防管理活動の二十年の実績と経験を総括して、一九八〇年に『地域と医療』を出版した。その中で先生は、述べている。

「このようにして、成人の循環器疾患、とりわけ、高血圧、動脈硬化症については、わが国には、わが国としての特徴がみられることが、漸次明らかにされてきた。そして、その背後には、わが国の地域住民の居住する環境要因が、大いに関係していることを知った。すなわち、地域の特性を抜きにしては、疾患の発生要因を明らかにすることはできないことを痛感した。そして、これらの特性の把握のうえに立って、疾患の予防、あるいは管理が具体的に行なわれるという経験を得たのである。」(小町喜男『地域と医療』iii－iv頁、講談社、

一九八〇年）

わが国の国民健康保 険制度では、医療の給付に加えて、「予防にまさる治療はなし」の原則にたって、地域において保健施設活動が実施されてきたという伝統がある。

ここで報告された小町先生の「地域の特性の把握のうえに立って、疾患の予防、あるいは管理が具体的に行なわれるという経験を得た」がモデルとなって、一九八一年に松浦十四郎公衆衛生局長、大谷藤郎科学審議官、北川定謙地域保健課長、篠崎英夫課長補佐の体制のもとに、厚生省の国民健康づくり計画モデル事業（～一九八五年度）が始まり、市町村の保健事業の道が開かれた。

国民健康づくり計画モデル事業の行われた地域は、茨城県水戸地域、新潟県上越地域、長野県上小地域、愛知県西三河地域、大阪府吹田・摂津地域である。

二．老人保健法

一方、人口の高齢化は必然的に医療費の高騰をもたらすことになり、この高騰する医療費を誰がどのように負担するかが、問題となってきた。

わが国の医療は、保険制度によって支えられているのであるが、その保険制度は、大きく被用者を対象とした健康保険と、自営業者を主な対象とした国民健康保険の二種類の制度からなっている。この場合、健康保険の被保険者である被用者は若い間は保険料を払うけれども、ほとんど病気をしない。しかし、高齢になって退職すると、必然的に国民健康保険の被保険者にならざるを得ないのであるが、高齢のため受診することも多く、結果として国民健康保険制度の財政が大きな影響を受けることになる。こういう事情の中で、負担の公平という観点に立って考えた場合、保険者間の財政調整が必要であると考えられるようになってきた。

そのような背景の中で、一九八二年に老人保健法が制定され、一九八三年に全国の市町村において、国、都道府県、市町村が費用の三分の一ずつを負担して、保健事業が実施されることになった。

老人保健法では、次の三つのことが定められた。

第一に、七十歳以上高齢者の人口割合によって、老人医療費の財政調整を行う。

第二に、七十歳以上高齢者については、昭和四十八年の老人医療費公費負担制度によって、医療費の自己負担が無料となっていたが、保険者間の財政調整に対応し、高齢者自身も一定の自己負担をするべきであるとされて、「自助と連帯」のキャッチフレーズのもとに、高齢者にも負担を求める。財政調整が「連帯」であるとすれば、自己負担は「自助」ということになる。

第三に、「予防に勝る治療なし」という言葉があるが、高齢化時代における医療費の高騰に対して、健康増進、疾病の予防により、医療費の抑制を図るということを目指すため、市町村による保健事業の制度化を進める。

老人保健法によって全国の全ての市町村において導入された保健事業では、健康手帳の交付、健康教育、健康相談、基本健康診査、機能訓練、訪問指導、および医療の七つの事業が実施されることになった。

こうして発足した保健事業、とくに基本健康診査は以降、平成二十年に、特定健診・保健指導に引き継がれるまで、わが国の国民の健康づくりの基盤となり、かけがえのない成果を残し、輝かしい国民の平均寿命延伸の基盤となった。(Tatara K, Shinsho F, Suzuki M, Takatorige T, Nakanishi N, Kuroda K. Relation between use of health check ups starting in middle age and demand for inpatient care by elderly people in Japan, *British Medical Journal* 1991:302 (6777) :615-618.)

そして老人保健法による市町村の保健事業の推進に向けて、一九八四年、多田羅浩三・新庄文明・朝倉新太郎・橋本正己の編集による『市町村の保健事業―原点からのレポート―』が日本公衆衛生協会から出版された。その内容は、大阪の公衆衛生分野で仕事をする若い医師ら(飯古益三・上島弘嗣・黒田研二・笹井康典・芝池伸彰・高鳥毛敏雄・高山佳洋・藤林千春)が中心となって、当時、保健事業推進のモデルといわれた全国の十か所の市町村を分担して訪問し、その実情を執筆して、「原点からのレポート」として発表したものである。今から思うと新しい時代の扉を開く、大阪からの若い公衆衛生医の意欲に満ちた、画期的な報告の書であったと思う。先駆的に取り組んできた市町村の保健事業の特徴が、以下のように紹介されている。(市町村の名称は訪問時のものである。)

三、保健事業の伝統

北海道鷹栖町

昭和四十三年より、母子健康センターの設立、保健推進委員制度などを設置して、社会教育を基盤にした保健活動を開始した。他の市町村が老人医療費支給の年齢引下げを実施しているなかで、一歳年齢を下げるのに要する費用五〇〇万円を予防事業に当てた方が効果が大きいと判断し、五十年より総合成人病健康診査を開始した。老人保健センターにおけるリハビリ教室の活動の成果も大きいとされている。また総合健康診査事業を中心にした事業によって、重篤な入院患者の発生が防止され、入院費用が抑制され、国民健康保険の被保険者一人当たり診療費を低くしている。

岩手県沢内村

「自分たちで生命を守った村」として知られた沢内村の保健事業は、国保病院と村の衛生行政が機構的にも一体となって進められたところに大きな特色がある。豪雪、貧困、多病とたたかうために、社会教育活動を重視し、住民の協力のもとに医療機関と衛生行政が一体となって保健事業を進めていけば、困難を克服し、多くの成果があげられることが示された。昭和五十二年からはドック方式の総合成人病検診も始められた。脳卒中の発生年齢が高齢化し、悪性腫瘍の発生が低くなっている。

新潟県大和町

「大和町から脳卒中をなくそう」「自分たちの健康は自分たちの手で」をスローガンとする、大和町の保健事業の特徴は、沢内村、和良村、朝倉町などの先進地域に学び、保健医療計画のもとに実行されたことにある。町立病院と農村検診センター、特別養護老人ホームを併設した医療福祉センターが、治療と予防とリハビリの三位一体という共通の目的をもって機能している。脳卒中死亡率は、新潟県、全国と比べても顕著に減少してきた。歴史は長くはないが、これからの活動が大きく期待されている。

長野県八千穂村

昭和三十四年から「疾病の予防、早期発見、早期治療」の考えのもとに、全村健康管理活動が開始された。これは、国保医療費の窓口半額徴収への反対を契機として、環境衛生活動の中でつくられた住民組織の活動実績と、それまで巡回診療を続けていた佐久病院の協力を背景として実現したものである。健康手帳と健康台帳を活用し、多項目検診を行う八千穂方式は、脳卒中の発生と死亡の減少や乳幼児死亡の減少により、国保医療費も周辺市町村より下回る成果をあげた。この成果にもとづき、集団健康スクリーニングによる健康管理活動が、長野県全域に拡大された。

富山県福光町

食生活改善とリハビリテーションに重点をおいた地域保健活動が展開された。町立の医療機関のなかった福光町では、保健活動の推進は主に保健師によって担われてきた。昭和三十八年から保健師が食生活改善による生活習慣病の予防を計画して栄養教室を開催し、食生活改善推進員の養成を開始した。昭和四十五年には、脳卒中患者を主な対象としたリハビリテーションが始まり、地元医師と医療施設の協力を得て、訓練が実施されてきた。福光町の例は、「リハビリが脳卒中患者だけでなく、家族の生活をも明るくする」という保健師の信念と熱意によって保健事業が展開された好例である。

岐阜県和良村

和良村の保健医療活動は、昭和三十年に設立された国保診療所を中心に結核、高血圧、脳卒中、乳児死亡、寄生虫病に対する、「予防を主とし治療を従とする」活動に着手したことに始まる。こうした疾病予防と早期治療への診療所の活動は、その後、村行政を動かし、子宮がん、循環器病、胃がんの集団検診をはじめとした幅広い保健医療活動に発展していった。その結果、悪性新生物による死亡者の減少、脳卒中発症患者の年齢上昇および減少などがみられ、老人医療費も減少がみられている。

大阪府八尾市

昭和三十九年より、とくに脳卒中死亡率の高い地区での循環器検診が、大阪府立成人病センター、医師会、保健所の協力を得て開始された。その後、十年間で市内を一巡するという年度毎の推進地区設定による検診がモデル地区検診と並行して実施され、検診の意義や効果についての市民への啓発に大きな成果があげられた。また五十年からは、成人病センターで自主的なグループを単位として健康管理をすすめる多項目の循環器管理検診も開始された。

島根県八雲村

戦前からの長い歴史を有する総合的な保健衛生活動が展開されている。ここの保健体制の特徴のひとつは、地区ごとに男子の保健委員、女子の保健班長が置かれ、地域住民と保健行政のパイプとなっていることである。昭和三十三年以来、保健師の巡回による健康相談、健康教育などによる脳卒中予防対策が進められ、近年、その効果が脳卒中発症および死亡の減少となって現われている。四十四年以来の脳卒中発症者の全数把握を基礎とした、地域住民の保健体制が、自助活動の基盤として活躍することが期待された。

高知県野市町

町の共同保健計画は、国民健康保険会計の赤字という問題が、その直接の契機となった。住民が自ら健康の自主管理意識を持たなければ成果をあげることができないとの考えのもと、当初より地区組織の育成に力を入れた。これが全住民を会員とする「健康を守る会」の組織づくりなど、全町に活動を発展させるのに効を奏した。昭和四十四年には、大阪府立成人病センターに技術指導を依頼した。そして昭和四十五年には、保健補導員、栄養改善推進員などの地区組織が条例化された。共同保健計画は、地域保健活動が脳卒中を減少させ、医療費抑制に大きな効果をもつことを明らかにした。

福岡県朝倉町

昭和二十四年の国保直営診療所の開設以来「病人を出さない村づくり」の理念をかかげて、今日までたゆみない努力が積み重ねられた。結核と寄生虫、学童の心臓病、生活習慣病予防など各時期の最も重要な疾患の予防と早期治療に正面から取り組んできた。「創健教育」「誕生月検診」「血圧の日」の設定など、ユニークな活動が脳卒中、悪性新生物による死亡率の減少と国保医療費の低下などの成果をあげた。少ないねたきり、低い医療費、長寿という具体的な目標をかかげた保健活動が、この町を「長寿の村」とした。

四．地域保健法

平成五年七月公衆衛生審議会総合部会の意見具申をもとに、厚生労働省が「地域保健対策強化のための関係法律の整備に関する法律案」を提出して、平成六年六月にわが国の公衆衛生を育て、守ってきた保健所法が改正され、地域保健法が制定された。

新しい地域保健法では、都道府県と市町村の役割を見直し、母子保健サービスなどについて主たる実施主体を市町村に変更し、すでに市町村が実施主体となっている保健事業と一体となった、生涯を通じた健康づくり体制を構築することが謳われた。

保健所は、広域的、専門的、技術的拠点として機能の強化、保健、医療、福祉の連携の促進を図る観点から二次医療圏等を参酌して所管区域を見直し、規模の拡大を図るとされた。結果として、保健所は法律に定められた公衆衛生の事業を行う「機関」として、全国に画一的に設置されてきたのに対し、画一主義の制限がとかれ、全国の保健所体制は大きく再編され、名称の変更の行われた所も多く、八五〇もあった保健所が大きく減少することになった。

一方、市町村保健センターは各市町村に固有な健康課題に挑戦するための事業が実施される「場所」として、昭和五十三年の国民健康づくり計画のもとに生まれたのであるが、この法律によって法に定められた施設になった。

わが国の地域の保健事業の主役が、こうして人口の高齢化に即した生涯にわたる保健事業の推進という理念が強調されて、保健所から市町村へ大きく移っていった。

五．福祉事業の新たな展開

人口の高齢化に対応して、前述のとおり保健医療の施策が次々と実施されてきた。その中で見られた一つの特徴は、保健医療施策が進めば進むほど、一方で、同時に在宅ケアの充実が厳しく求められることになってきたことである。

福祉の事業は元来、労働者の経済の破綻などの事態に対応して「劣等処遇の原則」に立つ救済事業として生まれ発展してきたものである。しかしながら、人口の高齢化が進む中で、福祉の対象者が高齢者へとシフトしてきた。対象者が労働者の場合には、「劣等処遇の原則」に立ち、制度に頼らず「働きなさい」と言って、人々が制度に安易に依拠しないよう制度が運営されてきた。しかし対象者が高齢者となると、「働きなさい」とはもはや言えない。健康課題に対して、「劣等処遇の原則」のもとに制度の利用が抑制されると、家庭崩壊を招いてしまうというような事態にも直面することになってきた。結果として、福祉においても手早い、充実したサービス提供が強く求められることになってきた。

平成元年（一九八九）には、保健福祉推進十か年戦略、いわゆるゴールドプランが発表され、ホームヘルパー十万人、ショートステイ五万床、デイサービスセンター一万か所の設置など、飛躍的に福祉事業の強化を目指す施策が示された。

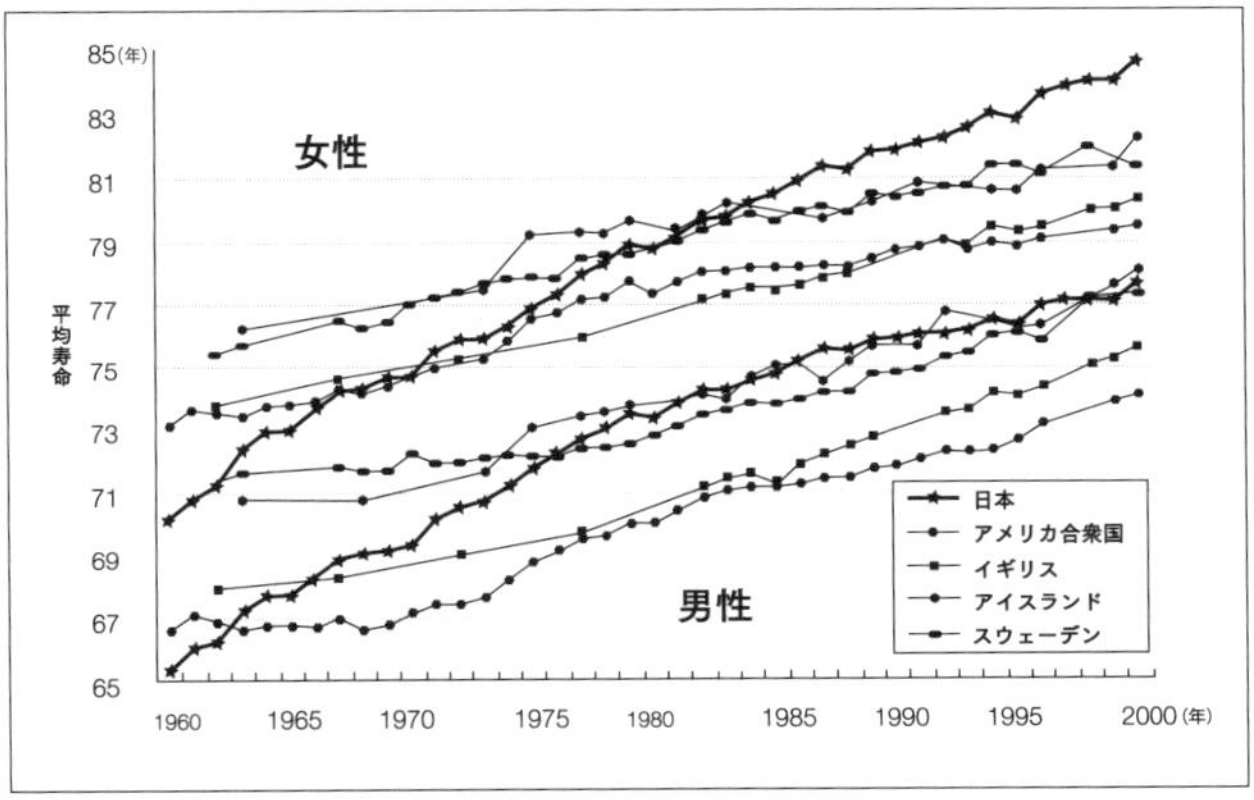

平均寿命国際比較

そして、平成九年には介護保険法が制定され、平成十二年四月に施行された。わが国の高齢者福祉は税金制度から脱して、保険制度という文字通り新しい地平の上に立つことになった。

こうして、わが国の福祉事業は抑止主義が排され、予防的な観点を福祉自らも持つことが不可欠となった。そういう中での課題は、福祉事業が保健事業との連携を進め、戦略的な事業をどれだけ実践できるかということである。

六．「健康日本21」

(一)健康づくりの課題

日本人の平均寿命の推移を見ると、平均寿命は延伸を続け、昭和六十一年には、男七五・二三年、女八〇・九三年で男女ともに世界一の記録を達成した。偉大な記録の達成である。また、全死因年齢調整死亡率でも、平均寿命の動向と一致して、順調に減少していることが報告された。

しかし、国民医療費の推移を見ると平均寿命の延伸にもかかわらず、年間一兆円ペースで高騰が続いている。国民は医療との縁が切れていない。

成人・老人期における健康課題の中心になるのは、生活習慣病である。生活習慣病の概念は、平成八年十二月に公衆衛生審議会が行った「生活習慣に着目した疾病対策の基本的方向性について（意見具申）」の提案によって国民に生活習慣の重要性を喚起し、健康に対する自発性を促し、生涯を通じた生活習慣改善のための個人の努力を、社会全体で支援する体制を整備するために導入されたとされている。

この提案によって、それまで成人病と呼ばれていた、がん、循環器疾患、糖尿病などが、生活習慣病と呼ばれるようになった。その生活習慣病の増加の原因は、どこにあるのか。生活習慣病だから人々の生活習慣に原因があるのか、あるいは医療制度は確かに立派であるけれども、どこかに限界があるのではないか、あるいは保健事業も立派に行われているけれども限界があるのではないか、ということになる。

生活習慣

人々の生活習慣について、まず非常に課題になっている喫煙者の割合について国民栄養調査の結果からみると、例えば平成元年と平成十一年の比較では、この間、事あるごとにタバコの害については、啓発のためのキャンペーンが行なわれてきたと思われるが、この十年間に減少の傾向はほとんどみられていない。とくに、四十歳代、五十歳代の中高年の人たちは変化がみられない。女性では、喫煙者の割合はむしろ伸びている。

飲酒習慣のある者の割合も、男の五十歳代以上の年齢階層の者、また女性では、顕著な増加がみられる。

肥満者の割合についても、この十年間、男女ともに大きな増加がみられる。まさに日本人は肥満の人が非常に増えていることがわかる。

これらの結果をみると、わが国は、制度はそれなりに充実しているとしても、人々は自分の生活習慣の改善に対しては、ほとんど関心を有していないのではないかと思わざるを得ない。

医療保険制度の限界

平均寿命世界一という社会では、生活習慣病が病気の中心であり、その生活習慣病の多くは、毎日の生活内容が病気の原因であり、そのため生活習慣病から無縁の人という人はいない。

現在の医療保険制度は、「症状」の観察と記録を基本とした、西洋医学の上に構想されたものである。だから制度の運営には、「症状」の存在が前提になっている。「症状」がなければ、制度を利用することができない。そうすると現在の医療保険制度では、「症状」が現われてからでは手遅れという、生活習慣病の対応には決定的な限界があるということになる。これは現在の医療保険制度が直面している、極めて重大な問題のはずである。このことを反映するように、全死因の年齢訂正死亡率は順調な現象傾向が見られるが、悪性新生物の年齢調整死亡率では、男女ともにほとんど減少が見られない、とくに男性において顕著である。

保健事業：基本健康診査・がん検診

だからこそ全国の市町村において、老人保健法による保健事業の中で、総合的な血液や尿、循環器、肝臓などの健康診査を行うために基本健康診査が実施され、がんの早期発見のために、胃がん、子宮がん、肺がん、乳がん、大腸がんの検診が行われてきた。市町村の保健事業は、人々の健康づくりの重要な基盤になってきたことは明らかである。し

市町村による基本健康診査・がん検診受診率の推移

	平成4年度		平成12年度	
	受診者数 (千人)	受診率 (%)	受診者数 (千人)	受診率 (%)
基本健康診査	9,368	33.9	11,533	41.1
胃がん検診	4,152	13.2	4,207	13.0
子宮がん検診	3,992	15.4	3,578	13.8
肺がん検診	5,870	18.3	7,268	22.6
乳がん検診	2,853	10.7	3,094	11.7
大腸がん検診	2,539	7.7	5,481	15.8

基本健康診査およびがん検診

かし基本健康診査の受診率は、平成十二年度において四一・一％になっているが、例えば胃がん検診は一三・〇％、子宮がん検診は一三・八％、肺がん検診は二二・六％、乳がん検診は一一・七％、大腸がん検診は一五・八％で、多くのがん検診の受診率がどれも十数パーセントにとどまっており、しかも増加の傾向がみられていない。がんこそまさに、症状が現われてからでは、手遅れであるということが明らかでありながら、多くの人が検診に関心をもっていないことを示している。これはどういうわけなのか。市町村の保健事業として実施された、基本健康診査およびがん検診の平成四年度、平成十二年度の実績は、表に示すとおりである。

以上、まとめると、現代の健康づくりの課

アメリカ：Healthy People 2000

1.冠疾患による死亡率を2000年に人口10万対100未満に。

2.脳卒中による死亡率を2000年に人口10万対20未満に。

3.血圧がコントロールのもとにある、高血圧者の割合を少なくとも50％に増加させる。

4.自分の血圧をコントロールするために何らかの行動を行っている高血圧者の割合を少なくとも90％に増加させる。

5.過去2年以内に血圧測定を行ったことがあり、自分の血圧が正常か、高血圧か述べることのできる成人の割合を少なくとも90％に増加させる。

心臓と脳卒中の分野における目標

題は、次のようになる。

人々の生活習慣の改善が遅れているので、生活習慣病の患者数は、人口の高齢化もあり、大きく増大している。患者数が増加しても医療保険がそれに的確に対応できればいいが、現在の医療保険制度は症状がないと使えないという大きな限界がある。結果として手遅れの患者ばかりを診ていることになる。にもかかわらず人々の健康診査やがん検診の受診は停滞しており、タバコは吸う、酒は飲む、端的に言って、全体で見るとこういう状況に国民は直面している。

(二)Healthy People 2000

わが国の健康づくり施策が、このような深刻な課題に直面していることが明らかになってきたころ、一九九〇年、アメリカで『Healthy People 2000』の発表があった。その中で、「心臓病と脳卒中」の分野において、「過去二年以内に血圧測定を行ったことがあり、自分の血圧値が正常か否かを述べることができる成人の割合を少なくとも九〇%に増加させる」という目標が示された。ここで健康状態が「正常か否か述べることができる」、つまり自分の健康状態についての「自覚」という視点が示されたのである。

(三)「健康日本21」(第一次)

厚労省は、これに飛びつき二〇〇〇年、「健康日本21」を発表した。「健康日本21」では、「症状」は頼りにならないとして、健診受診により自分自身の健康の状態を「自覚」すること、Know your body ということがいわれ、「自覚」の内容をもとに、人々は「自分の生活習慣の改善」に挑戦する。そのため人々は、自らの健康づくりの「各論」をつくり「目標値」を設定する。そして社会の支援として、地方計画の策定、かかりつけ医の健康支援活動を行うとされた。(多田羅浩三編『健康日本21推進ガイドライン』ぎょうせい、二〇〇一年)

健康づくりの九領域

「健康日本21」(第一次)では、次の九つの健康づくりの領域が示された。

第一は、「栄養・食生活」である。ここでは、適正な栄養素（食物）の摂取、適正な栄養素（食物）摂取のための行動の変容、行動変容のための環境づくりが目標とされた。

第二は、「身体活動・運動」である。ここでは、日常の生活における身体活動に対する意識の向上、運動習慣の強化などについて、成人および高齢者に分けて目標が設定された。

第三は、「休養・こころの健康づくり」である。ここでは、ストレスの低減、睡眠の確保および自殺者の減少が目標とされた。

第四は、「たばこ」である。たばこの健康影響についての十分な知識の普及、未成年者の喫煙防止、受動喫煙の害を排除し、減少させるための環境づくり、禁煙希望者に対する禁煙支援が目標として設定された。

第五は、「アルコール」である。多量飲酒者の減少、未成年の飲酒防止および「節度ある適度な飲酒」についての知識の普及が目標とされた。

第六は、「歯の健康」である。歯の喪失の原因となるう蝕および歯周病の予防、歯の喪失防止が目標とされた。

第七は、「糖尿病」である。生活習慣の改善、糖尿病有病者の早期発見および治療の継続が目標とされた。

第八は、「循環器病」である。循環器病の一次予防の観点から生活習慣の改善、循環器病の早期発見が目標とされた。
第九は、「がん」である。がんの一次予防の推進を図るという観点から、生活習慣の改善、がん検診受診者の増加が目標とされた。

八十項目の「達成目標」

生活習慣の改善に向けて、具体的に八十項目（再掲を除くと五十九項目）の目標値が示された。例えば、「栄養・食生活」のうち、食塩摂取量について、現状は一日当たり平均摂取量は「一三・五グラム」であるが、これを二〇一〇年には「一〇グラム未満」とすることを目指し、また野菜の摂取量についても、同じく「二九二グラム」を「三五〇グラム以上」を目指すとした。さらに「身体活動・運動」のうち、日常生活における歩数について、現状では平均は男が「八二〇二歩」、女が「七二八二歩」であったのに対し、それぞれ男が「九二〇〇歩以上」、女が「八三〇〇歩以上」を目指すこととされた。また一回三十分以上、週二回以上の運動を続けることなどが目標値として示された。一方、「タバコ」については、「未成年者の喫煙をなくす」「分煙による受動喫煙の防止」「希望者への禁煙支援などの推進」が目標として示された。

健康増進法　2002 年

（目的）

第 1 条　この法律は、我が国における急速な高齢化の進展及び疾病構造の変化に伴い、国民の健康の増進の重要性が著しく増大していることにかんがみ、国民の健康の増進の総合的な推進に関し基本的な事項を定めるとともに、国民の栄養の改善その他の国民の健康の増進を図るための措置を講じ、もって国民保健の向上を図ることを目的とする。

（国民の責務）

第 2 条　国民は、健康な生活習慣の重要性に対する関心と理解を深め、生涯にわたって、自らの健康状態を自覚するとともに、健康の増進に努めなければならない。

㈣健康増進法

そして平成十四年八月に、「健康日本21」による国民の健康増進を推進するために、健康増進法が制定された。

その第一条で「国民の健康の増進の重要性が著しく増加している」ということがいわれた。平均寿命が世界一で、人々は世界一元気なはずなのに、「国民の健康の増進の重要性が著しく増加している」というような認識が示されたことは非常に重要である。そして、健康増進法の第二条では、「国民の責務」として、「国民は、健康な生活習慣の重要性に対する関心と理解を深め、生涯にわたって、自らの健康状態を自覚するとともに、健康の増進に努めなければならない」ということがいわれた。政府は、十分なこともせずに税金を取り立てて、何が国民の責務だ、と言われるかもしれない。それでも「国民の責務」ということがいわれた。

ここでの「国民の責務」というのは、国民が「自らの健康状態を自覚する」ということである。つまり「症状」が現れてからでは手遅れだから、自らの健康状態を「自覚」することが国民の責務だというわけである。「自覚」することは、個々の国民にしかできない。だから国民の責務ということがいわれた。そしてその「自覚」をもとに、国民は自らの「健康の増進に努めなければならない」とされたのである。

日本の公衆衛生は、戦前は国、戦後は都道府県、昭和五十八年以降は市町村が主役となって推進されてきた。そして、この「健康日本21」、さらに「健康増進法」によって「国民」というところへ主役が移ってきたのである。「元気で長生きする」ということに対して、二〇〇〇年に国、都道府県、市町村から、まさに国民にバトンがわたされているという認識が不可欠になっている。

(五)死亡率と医療費の推移

こうして画期的な「健康日本21」の発表、健康増進法の制定があって、二〇一〇年の全死因年齢調整死亡率を見ると順調に減少している。そして課題の悪性新生物年齢調整死亡率についても減少傾向を確認することができた。健康日本21、また健康増進法の成果といえるであろう。

続く医療費の高騰

わが国は、伝統の優れた公衆衛生、医療の体制を基盤に、一九八六年に男女とも平均寿命世界一の記録を達成した。そして、「健康日本21」の発表、健康増進法の制定があって、悪性新生物の年齢調整死亡率の減少という地平にも、わが国の健康づくりは立つことができた。

このような画期的な死亡率の記録は、国民の健康水準の向上を反映しているはずである。にもかかわらず医療費と介護費の推移を見ると、平均寿命の延伸とは無関係のように、二〇〇〇年から二〇一〇年の十年間に、合わせると十兆円以上の増加があり、高騰の傾向に変わりは見られない。つまり健康日本21の推進や健康増進法の制定にもかかわらず、国民の医療への依存傾向に改善はみられない、国民の健康増進は進んでいるとはいえない現実が存在することが明らかになってきた。

(六)元気な老人

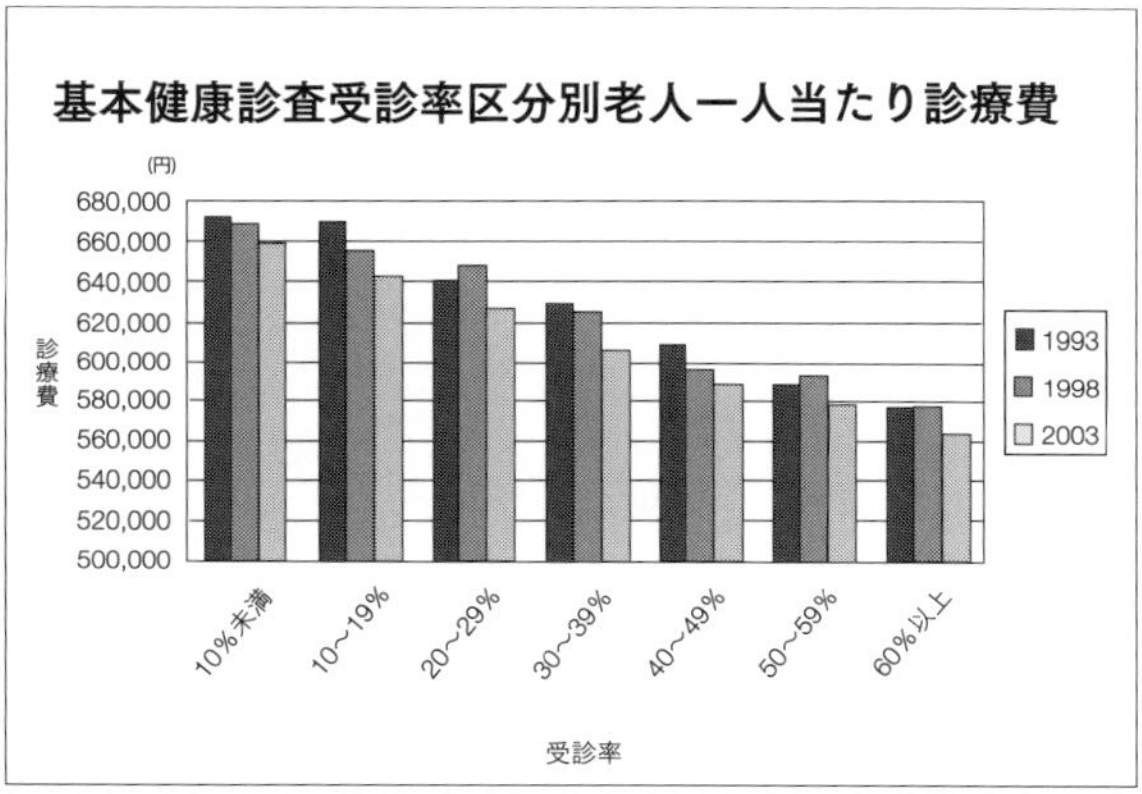

ここで市町村の保健事業の実績について、全国のすべての市町村の国民健康保険のデータを使って分析した、平成五年度（一九九三）、平成十年度（一九九八）、平成十五年度（二〇〇三）の老人保健法による基本健康診査受診率区分別に老人一人当たり診療費を見ると、受診率区分の高いところほど、診療費が低いという傾向が存在したことが報告されている。基本健康診査の貴重な成果を示している。（多田羅浩三：基本健康診査の受診率向上が老人診療費に及ぼす影響に関する研究、日医総研Annual Report 第一号、一－九頁、二〇〇九年）

この報告では平成五年度に七十歳以上老人の一人当たり診療費は六一万一九九五円であったが、平成十五年度には五八万九四九二円となり、九六％に抑えることに成功して

高齢者人口の推移（2002年1月）

（万人）

	総人口	65 歳以上	75 歳以上
2000 年	12,693	2,204	900
2025 年	12,114	3,473	2,026
2025-2000	△579	1,269	1,126
毎年の増加	△23.2	50.8	45.0

いるとされている。このことは確かに、非常に貴重である。それでも老人は年間に五十九万円をつかっている「元気な病人」であるということになる。結果として、この間に七十歳以上老人の人口は、平成五年度には一〇七九万人、平成十五年度には一六七二万人であったので、五五％の増加があり、老人診療費は六兆六〇五六億円から九兆八五四三億円に五〇％という巨大な増加があったと計算することができる。だとすると基本健康診査は、疾病予防という基本の役割がどこまで達成されているか、医療費の推移から見ると、決定的に問われるということになったと思われる。

そして老人保健法による基本健康診査、また労働安全衛生法による定期健康診断による疾病の早期発見、早期治療は結局、受診者を安易に医療に繋いでしまい、死亡率の減少には貢献したが、疾病の予防を担うという健康診断の本来の目的を十分に達成することができず、国民を薬から独立できない、「元気な病人」にしているのではないかと、霞が関では考えることになった。そして「生活習慣病予防のための本格的な取組」が、不可欠と認識されることになったと思われる。

そして国立社会保障・人口問題研究所から二〇〇二年に高齢者人口の推移について発表があり、二〇二五年に七十五歳以上高齢者が二〇〇〇万人を超えるという推計値が示された。結果、今のまま医療費の高騰が続くと七十兆円、八十兆円にもなる。そのことが「二五年問題」といわれ、国の大きな課題となっている。

第十二章　集団医学への道

一．糖尿病等の予防に着目した健診及び保健指導の事業

わが国の戦後の公衆衛生のひとつの中心は結核による死亡との闘いに続いて、脳卒中による死亡の減少を目指して、高血圧などのリスクの早期発見・早期治療を目的に地域における循環器管理検診を推進することにあったと思われる。結果として、経済の発展、医療の充実ということもあり、脳血管疾患の死亡率の減少は成就され、昭和六十一年には男女ともに平均寿命世界一の記録を達成することができた。しかし、先に述べたとおり、平均寿命が伸びれば、伸びるほど、医療費が高騰するという事態に直面していることが明らかになってきた。

このような課題に直面していることが認識されてきたころ、大阪大学の松澤佑次教授が、平成六年（一九九四）に肥満症を内臓脂肪蓄積型と皮下脂肪蓄積型に分け、内臓脂肪蓄積型

肥満が高血糖や高血圧、脂質代謝異常を合併した病態を「メタボリックシンドローム（内臓脂肪症候群）」として冠動脈疾患などの上流にある病態であることを報告した。そして平成十七年（二〇〇五）四月に、メタボリックシンドローム診断基準検討委員会より、日本におけるメタボリックシンドローム評価基準が発表された。

待っていたように厚生労働省はこれに飛びつき、平成十七年十月十九日に「医療制度構造改革試案」を発表した。その最初に「予防重視と医療の質の向上・効率化のための新たな取組」の項を設定して、「生活習慣病予防のための本格的な取組」として、「糖尿病・高血圧症・高脂血症の予防に着目した健診及び保健指導の充実等」をあげ、そのため「国保及び被用者保険の医療保険者に対し、四十歳以上の被保険者及び被扶養者を対象とする、糖尿病等の予防に着目した健診及び保健指導の事業を計画的に行うことを義務づける」とした。この試案の内容にそって、平成十八年六月に「高齢者医療確保法」が制定され、平成二十年四月に施行された。

これによって後期高齢者医療保険制度が創設され、後期高齢者自身の保険料負担（一〇％）が定められ、後期高齢者医療支援金（四〇％）制度が制定された。また保険者による特定健診・保健指導制度が、薬に依拠せず病態の「上流」に挑戦し、糖尿病・高血圧・高脂血症を予防することを目指すとして実施された。

松澤先生の内臓脂肪蓄積に関する報告は、まさに新しい時代の健診方法の展望を開く、画期的で、革新的な報告であった。結果として市町村の保健事業として、昭和五八年から二十五年間、実施されてきた基本健康診査は廃止され、また昭和四十七年の労働安全衛生法のもとに実施されてきた定期健康診断の受診者にも「保健指導」が実施されることになった。大変な英断であったと思う。

わが国は、昭和三十六年（一九六一）に国民皆保険を達成し、医療をいつでも、どこでも、だれでも、利用できる体制ができ、昭和五十八年に基本健康診査が発足して、疾病の早期発見・早期治療の体制ができ、平成二十年（二〇〇八）に特定健診・保健指導が発足して、生活習慣病の「上流」への挑戦が可能となり「本格的な予防体制」ができあがった。わが国の公衆衛生は、まさにホップ、ステップ、ジャンプとして、大きな飛躍の時代を迎えているということができる。

二．上流への挑戦

松澤先生は大阪大学の出身である。先生が血中脂質の研究を始めたのは、大阪大学の先輩で、長年大阪府立成人病センターを拠点に地域における循環器病の健診管理活動の推進に努め、画期的な実績を残された小町喜男先生が、日本人のコレステロール値が低いことのリスクに関して先駆的な報告を行ったことと無関係ではないと思う。そして小町先生が血圧測定を武器に地域に入り、固有の実績を挙げたのに対し、血圧測定に先行して住民自身が実施できる、自分の身体の状態を的確に把握できる方法はないか、ずっと模索してきて、「腹囲」という「上流」にたどり着いたと思う。メタボリックシンドロームへの挑戦を「腹囲」の測定から始めることを不可欠として、内臓脂肪の蓄積と深く関連する血中アディポネクチンなどの測定としなかったことは、決定的に重要である。国民自身の自主的な健康づくりの道を開く「保健指導」が可能になった。

何故、「上流」に挑戦するのか。何よりも「上流」の状態は薬による治療を必要とする状態でないといえるだろう。

基本健康診査や定期健康診断による健診は、結局、国民皆保険体制を背景として、疾病の早期治療のための早期発見、つまり受診者を早期から薬に繋ぐという役割を果たすことに止まってしまったのではないか。そのことを総括して、特定保健指導は服薬者を対象としない。そして糖尿病や高血圧、高脂血症などに繋がる可能性のある、メタボリックシンドローム、つまり「上流」にある病態に対し、薬に依拠しない、生活習慣の改善を軸とした「保健指導」を行ない、生活習慣病の予防を達成することを目指すとされた。こうして健診に加えて、保健指導を行う体制、つまり具体的に疾病予防を担う体制を、治療と同様に保険者の責任のもとに置くという体制が発足した。「国民皆保険」の体制をもとに「国民皆保健」を目指す体制が発足したといえる。

三．特定健診・保健指導の実施

今日、わが国は、平均寿命世界一の記録を達成した社会として、世界一多様な健康状態の人たちが生活している社会である。結果として、わが国の医療保険制度は、人類が未だ経験したことのない、人々の健康の多様性という課題に直面することになった。そして、平成二十年四月に「高齢者医療確保法」が施行され、特定健診・保健指導が実施されている。健康づくりの基盤が、税金制度から保険制度へと変更された。二十一世紀の健康づくりの実施主体が市町村から保険者に移行したのである。人々の生活の多様な実態に挑戦する保健指導は、税金制度では「公」の介入になってしまう。そこで、保険制度の出番となったと考えられる。

制度が発足した二〇〇八年度の特定健診の対象者数は五一九二万人、受診者数は二〇一九万人、その実施率は三八・九％であった。そして、特定健診受診者のうち、保健指導の対象となった者は、二〇〇八年度において四〇一万人（特定健診受診者の一九・九％）、保健指導の終了者は三十一万人、終了率は七・七％であった。

こうして健康保険制度を基盤として、特定健診は五〇〇〇万人以上、保健指導は四〇〇万人以上の加入者を対象に実施されている。その規模において、比類のない取り組みである。国際的にも、国民の健康づくりに向けた巨大な実践として、その成果に対して大きな関心が集まっていると思う。

(一)検査値の推移

「特定健診・保健指導の医療費適正化効果等の検証のためのワーキンググループ」は、平成二十六年四月、「保険者による健診・保健指導等に関する検討会」で提出した「中間取りまとめ(案)」において、平成二十年度から平成二十三年度までの四年度分の特定健診における検査結果を用いて、特定健診によって保健指導の対象と選定された者を対象に、保健指導(積極的支援/動機付け支援)を受けた介入群と受けていない対照群について、翌年度の検査値との比較を行った結果を報告している。そこで示された平成二十年度から二十一年度の積極的支援を受けた者の主な検査項目別の推移は、以下のとおりである。分析対象者は、男性が六万六二七八人、女性が八三八五人である。

腹囲は、男性が九一・五センチから八九・二センチへ二・三センチの減少、女性が九五・二センチから九二・二センチへ三・一センチの減少がみられた。男女ともにすべての年齢階級において介入群の方が対照群よりも大きな減少がみられた。

ＢＭＩ肥満度を示す体格指数は、男性が二六・一から二五・五へ〇・六の減少、女性が二七・五から二六・六へ〇・九の減少がみられた。男女ともにすべての年齢階級において介入群の方が対照群よりも大きな減少がみられた。

これらの傾向は、平成二十一年度から二十二年度、二十二年度から二十三年度においても認められた。ただしこれらの改善効果は、平成二十年度以降、年度を経るに従い弱くなる傾向がみられた。これは健康づくりの意欲の高い者は早い時期に参加する傾向があることによるとされている。

(二)保健指導レベルの推移

保健指導レベルの推移は、それぞれの年度において初めて保健指導を受け、終了した者のうち、翌年度に特定健診を受診した者を対象として分析を行った。平成二十年度から平成二十一年度において、積極的支援を受けた者（男性七万六一〇人、女性九四二〇人）について男性は「情報提供のみ」に移行した者が二九・二％、「動機付け支援」に移行した者が一三・三％、「積極的支援」に止まった者が五一・二％、「服薬あり」に移行した者が六・〇％であった。女性は、それぞれ二八・〇％、二八・二％、三二・四％、一〇・九％であった。男女ともに改善効果が認められたが、女性の方が大きかった。

四．特定健診・保健指導の展望

医師法の第一条には、「医師は、医療及び保健指導を掌ることによって公衆衛生の向上及び増進に寄与し、もつて国民の健康な生活を確保するものとする」とされている。医療は、保健指導との連携があってこそ、その本来の役割を担うことができるはずである。一方、自治体の保健師は、保健師・助産師・看護師法の第二条で、「この法律において「保健師」とは、厚生労働大臣の免許を受けて、保健師の名称を用いて、保健指導に従事することを業とする者をいう」とされているように、人々の健康状態の多様性に対応した臨機応変な「保健指導」を進めることが仕事である。かつて、イギリスで一般医と保健師、地区看護師が、日々、顔を合わせ、相談して、人々のケアに当たっていたのを思い出す。

(一)データの活用

今日では、特定健診を受けた者全員のデータが確保されている。千人受けたら千人のデータが全て記録されている。受診者の記録をデータヘルスとして、三〇〇〇の保険者が全て確保している。

特定健診・保健指導の実績（平成26年度）

		総数	市町村国保	国保組合	全国健保協会	船員保険	健保組合	共済組合
保険者	団体数	3386	1738	164	1	1	1397	85
特定健診	対象者数(万)	5385	2216	148	1474	5	1181	361
	受診率 (%)	48.6	35.3	45.5	43.4	40.9	72.5	74.2
保健指導	対象者数(万)	440	92	13	123	0.8	161	50
	実施率 (%)	17.8	23	9.1	14.8	5.9	17.7	18.1

特定健診を受けた人のデータは、各受診者単位に地域が変わり、保険者が変わっても、全人生にわたって確保される。全ての人が、自分の健康の歩み、実績を確認し、健康状態の「自覚」のもとに「健康の増進に努める」、つまり「自分の健康を自分で守る」ためのデータベースとして利用することができる。

また特定健診を受けた集団を「集団医学」の対象として、対象集団の疾病の制圧につながる、基本の因子を明らかにすることも期待されている。その成果をもとに、各保険者は構成員に保健指導を行い、疾病の予防を成就しなければならない。これらの実践を、データに基づく「集団医学」として、日本の公衆衛生医は誇りをもって実践していく必要がある。平成二十六年度の特定健診・保健指導の実施状況は、表に示すとおりである。（多田羅浩三：大阪の公衆衛生―集団医学の道―、日本公衆衛生雑誌 64 (4) 179-189, 2016.)

(二)予防と治療の協力の体制

こうしてわが国では、国民皆保険体制を基盤に、予防・集団医学（collective medicine）の制度と治療・臨床医学（clinical medicine）の制度がともに「協力」し合って、疾病の制圧を目指す、パブリックの「体制」が発足している。

だとすれば、二十一世紀は、人々は自らのプライベイトの「知恵」を駆使して、治療に先行して、広く予防を実践して、「自分の健康は自分で守る」時代にしなければならないことを、改めて確認したいと思う

五．アメリカ―「民」の実践―

(一)糖尿病への挑戦

二〇一四年九月に、アメリカ、ニューヨーク州の州都オルバニーを訪問する機会を得た。オルバニーは、フィラデルフィアやワシントンに並ぶ、アメリカでも屈指の古い町である。ニューヨークのペンシルバニア駅から長距離列車でハドソン河に沿って二時間半も行くと

到着する。駅には、ニューヨーク州立大学准教授のホスラー晃子先生が迎えに来てくれた。街は、伝統の古い建物が並び、風格がある。ホスラー先生が、州議会上院議事堂を案内してくれた。この議事堂は一八八一年に建設されたもので、アメリカでは最も美しい議事堂であると言われている。その言葉のとおり、格調高く、美しく、他を圧する威厳があった。このように古い議事堂が大事にされているということは、アメリカという国のこれまで知らなかった一面を見るようでとても印象深かった。

ホスラー先生は、市の郊外にあるオルバニー記念病院の「糖尿病予防プログラム」の見学に連れて行ってくれた。

このプログラムは、二十四週間以内に完了するようにつくられた十六回のセッションからなる「コアカリキュラム」と生活習慣改善過程の記録ノートを使った参加者の自己管理、そしてコアカリキュラム終了後の継続的な活動である「メインテナンス・プログラム」の三つの柱からなっている。オルバニー記念病院の糖尿病センターでは、二〇一四年の前期に一月、二月、三月の三コースのプログラムを実施した。

訪問した日は、後期の九月コースの四回目のセッションが行われており、九人が出席していた。それぞれが自分の健康課題をテーマとして話し合っている雰囲気から、プログラムが身近な相談の場として育っていることが窺われた。

コースは、毎週火曜日の朝七時半から八時半までと、夕方五時から六時までの二つあり、仕事をしている参加者に便利な時間帯となっている。筆者らが訪問したのは、四週目の夕方のクラスで、参加者は五時前から徐々に糖尿病センター内の会議室に現れ始めた。

プログラムのプロトコールに沿って、参加者はまずコーチ（看護師の女性）と一緒に隣の個室で体重を量り、毎日の体重や食事のカロリー、脂肪摂取量を記録したノートの点検を受け、それらがすむと会議室に戻って来る。クラスの参加者九名全員が会議室に揃ったのは、五時十五分近くであった。

九名の参加者のうち八名が女性で、男性は一名だけであった。ほぼ全員が仕事帰りのようで、職場のＩＤバッジをつけたままの人もいた。全員肥満ではあるが、表情が明るいのが印象的であった。

ホスラー先生によると、この糖尿病予防プログラムの最大の難点は厳しい財政面である。そのためプログラムでは、医療や教育の資格を持つ人だけでなく、やる気のある人が簡単なトレーニングを終了すれば、誰でもライフスタイルコーチになれるというのが大きな特徴である。これにより、地域のボランティアなどがコーチとして働けば、大幅なコスト抑制ができることが見込まれる。しかし、オルバニー記念病院のプログラムは、糖尿病に関する高度なトレーニングを受けた専属職員がコーチとして機能しているので人件費がかさ

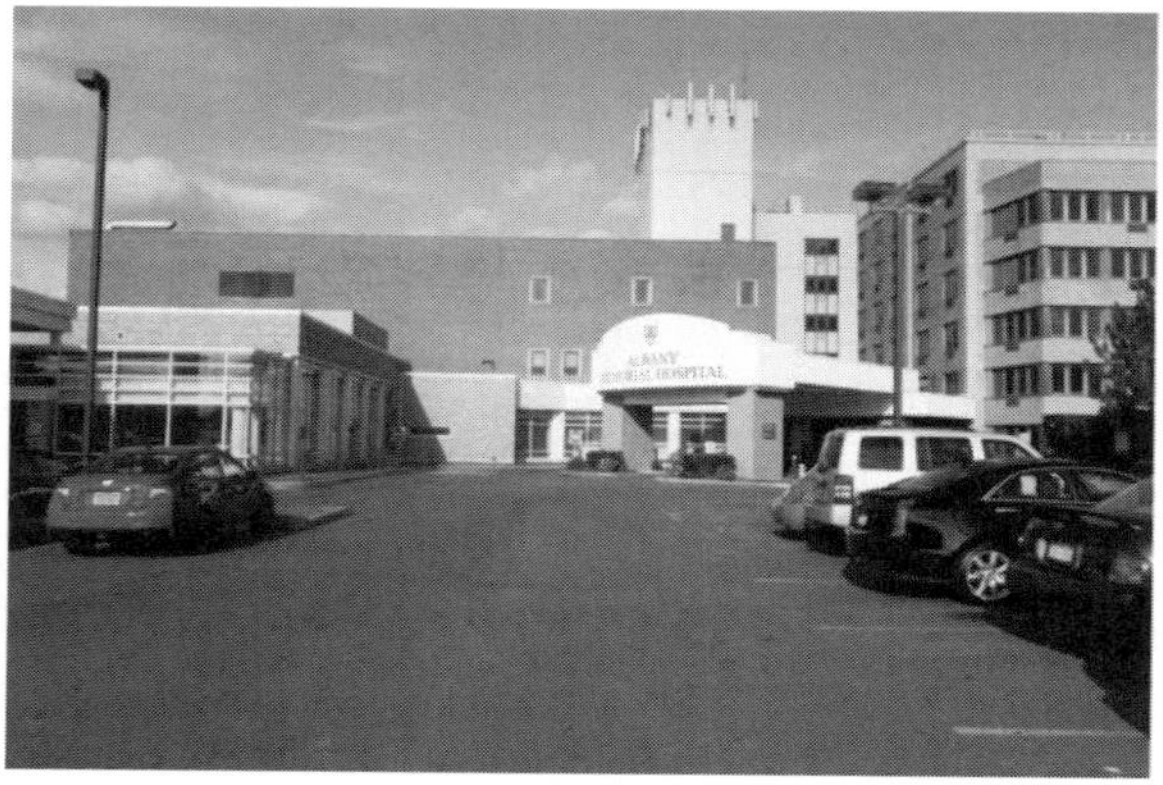

オルバニー記念病院（2014年9月著者撮影）

み、その点が難点であるという。こうした財政面の問題を根本的に解決するには、医療保険の適用を制度化するしかない、とホスラー先生は述べた。

コーチ（看護師）は、病院の職員であるが、プログラムは早朝と夕方なので、時間外勤務手当という形で補填されている。コーチの所属する糖尿病センターのディレクターや他の職員もこのプログラムの運営に関わっているが、これらの職員の経費は病院側の持ち出しとなっている。プログラム参加者は、現時点では無料である。

参加者の人数は、過去三回で合計三十五名、五十歳未満の者が八人、五十～六十九歳が二十四人、七十～七十四歳が三人、男性が八人、女性が二十七人であった。前糖尿病の者が六五％、高血圧の者が四七％、高脂血症の者が三五％で、全体の六一％の者がプライマリケア医師の紹介、残りの参加者は本人が通っている医療施設でニューヨーク州保健局作成のパンフレット兼プログラム参加申込書を見つけ、かかりつけの医師のサインをもらって、自主的に来た人々である。

彼らは全員、ＢＭＩが三〇前後の肥満で、かつ親族にII型糖尿病患者が多いといったハイリスクを持つ人々である。二十四人（六九％）がプログラムを終了した。二十四人のうち、十四人（五八％）が七％の体重減少、十七人（七一％）が週に一五〇分以上の運動をそれぞれ達成した。

(二)糖尿病予防プログラム

プログラムの三つの柱とその財政基盤についてホスラー先生は、次のように説明してくれた。

コアカリキュラムにおける一回のセッションの所要時間は、三十分から一時間である。最初に、個別の体重測定とコーチによる自己管理ノートの点検があり、その後、新しいトピックの講義、参加者が体験した困難な問題についてのディスカッション、次の目標への行動計画についての取り組みなどが行われる。

①自己管理活動—実践とノートへの記録

自己管理活動では、参加者は減量、栄養、身体運動のための活動を自分で責任を持って実行し、最初の二十四週間は専用の「Keeping Track Booklet」と呼ばれるノートに記録して、目標達成の助けとして利用するよう指導される。体重は、少なくとも週一回、できれば毎日量り、記録する。体重計を持たない参加者には、無償で与えられる。

栄養については、当初は脂肪分を減らすことに重点が置かれる。そして、各自のベースライン体重により、四段階の一日あたりの総カロリー摂取の目安が決められ、脂肪によるカロリー摂取が総カロリーの二五％以下になるよう指導される。参加者は専用の秤、計量カップ、計量スプーン、それに脂肪カウンターと呼ばれる一五〇〇以上の食品を網羅したカロリー事典を使って、摂取した食べ物の総カロリーと脂肪の量をノートに逐一記入し、食事プランの調節を行う。

身体運動についても、その内容と頻度、所要時間をノートに記録し、運動プランの調節をする。コーチは、担当参加者のノートをセッションごとに点検し、次のセッションまでに具体的な励ましのコメントを書いて渡すように訓練されている。

②コーチによる参加者との面接

メンテナンス・プログラムは、コアカリキュラム終了後からコース終了までの期間に引き続き行われるさまざまな生活習慣改善支援活動の総称である。この間、コーチは、少なくとも二か月に一回参加者と一対一の面談を持ち、さらに面談の間には電話でコンタクトを取る。面談の頻度、場所、形態などは、参加者のニーズに合わせてフレキシブルに変えてよい。

③モチベーションアップのためのキャンペーン

この糖尿病予防プログラムに加入する二十七の医療センターは毎年三回、各四～八週間にわたるグループ参加のコースを提供しなければならない。

コースはそれぞれ、「身体運動」「モチベーション」「ヘルシーな食事と減量」のテーマで行い、教材はピッツバーグ医大の生活習慣リソースセンターが開発して、各医療センターに配布する方式である。これらのコースは、オプショナル参加方式ではあるが、参加者はできる限り参加するよう強く勧められる。

また、年に三～四回、「モチベーションアップのキャンペーン」が全医療センターで催され、参加者数、減らした体重の総計、歩いた歩数の合計などをセンター同士で競い合うイベントなどが開かれる。こうしたキャンペーンには、プログラムからポスター、Tシャツ、体重グラフといったプロモーショングッズが参加者に支給される。

このほか、各センター独自のオプショナルの活動として、スタッフの監督がついたグループエクササイズ・運動のセッションが毎週二回以上、実施期間を通して開かれる。内容は多様で、地域の歩道を歩く会、心臓病リハビリ運動のプログラム、ＹＭＣＡでのエアロビクス教室、筋力運動のパーソナルトレーニングなどが含まれる。

㈢第四の道

アメリカの一つの地方の地域の病院において、このような健康づくり、保健指導の実践という現実が存在していることを知って、まさに衝撃であった。その体制と事業の内容は極めて印象深いものであった。

人類の医療保障は、イギリスに見られる地方中心の税金を財源とした「公」の体制を基盤とした体系か、ドイツに見られる職域中心の保険料を財源とした「民」の体制を基盤とした体系か、これらの体系をモデルに発展してきたと思われる。

これに対し、わが国の国民健康保険制度は、まさに地方中心ではあるが、保険料を財源に運営されている。そして、「保健施設活動」という形で健康づくりの事業を実践してきたという伝統がある。この特徴からすれば、わが国の国民健康保険制度は、イギリスとドイツの経験に学び、人類の歴史に「第三の医療保障の道」を開いたものであると言えるだろう。その実績をもとにわが国は国民皆保険体制を確保し、一九八六年に男女ともに平均寿命世界一の記録を達成した。

一方、アメリカは、人々は自由をモットーとして、イギリスやドイツ、あるいは日本が懸命に構築を目指してきた全国一律の体系という枠に縛られることを嫌い、個々の「民」の団体の固有の意欲と知恵を基盤として、「競争の論理」に立って独自の体系を構築してきた国であるように思える。そこには、「第四の道」がある、と言わなければならないのかもしれない。

アメリカの医療保険制度では、科学的根拠のある予防サービスについては、プライマリケアの場で提供することが二〇一三年三月に制定された法律「患者保護並びに医療費負担適正化法」によって推奨されている。これによってアメリカのプライマリケアでは、保健指導の提供が担保されているといえる。

わが国では、第一線の医療機関における健康診断による予防サービスが健康保険の給付として認められていない、という実態がある。それに対してアメリカでは、科学的根拠のある情報については、予防サービスとしてその提供が保険による医療の中でも実施されるべきとして推奨されている。このこともまた、われわれが参考とすべき実践であるように思える。

地域の第一線の医療の場における推進が厳しく求められている、わが国の保健指導事業にとって、オルバニーを訪問して、アメリカの地域における治療と予防の協力体制の構築の様子を見て、このようなアメリカの逞しい実践に学ぶべきことは多いのではないかと思えた。そして、わが国でも実践が可能のように思えた。

補章

ポールを持ったウォーキングのすすめ

—健康文化の息吹きが全国に生まれて欲しい

わが国の七十五歳以上人口が二二〇〇万人になる。わが国はまさに超高齢社会を迎える。国民の健康づくり、人々が元気で長生きすることが、国民の一致した目標になっている。国民は総力をあげて健康づくりに務めなければならない。健康になりたいということは、国民の一致した気持ちである。

わが国は一九八六年に男女ともに平均寿命世界一の記録を達成した。このような記録達成の背景には、経済の高度成長、そして一九六一年に達成した国民皆保険体制があることは明らかであるが、この平均寿命の延伸は、いうまでもなく人々の死亡率が顕著に減少したことによるものである。

一九八〇年、一九九〇年、二〇〇〇年のわが国の全死因の年齢調整死亡率をみると、この二十年間に顕著な減少が見られたが、悪性新生物の年齢調整死亡率には減少が見られなかった。そして、国民医療費の推移を見ると、一九八〇年には十一兆九八〇五億円、一九九〇年二十兆六〇七四億円、二〇〇〇年三十兆一四一八億円で、十年間に十兆円、一年間に一兆円の高騰というペースにも変化は見られなかった。

今日、人々の医療は西洋医学に基づいて進められている。本書の中で、先に述べたとおり、ヒポクラテスを父とする西洋医学は、「症状」の観察から始まるという基本の特徴がある。そのため現在の健康保険制度では、「症状」の存在が制度利用の前提になっている。つまり「症状」がなければ利用できない。現行の健康保険制度では、健康診断は、給付の対象として認められていない。しかし多くの生活習慣病、とくに悪性新生物、がんは、「症状」が現れてからでは手遅れである。だとすると現在の健康保険制度は生活習慣病、とくに悪性新生物、がんの増加には対応できない。結果として人口の高齢化がそのまま悪性新生物、がんの死亡数、患者数の増加を生んでいる。

わが国の医療がそういう課題に直面しているということが厳しく認識されてきたころ、アメリカでHealthy People 2000が発表された。そこで「自分の血圧値が正常か否かを述べることができる成人の割合」という健康づくりの視点が示された。厚労省は、即刻、これに学んで「健康日本21」を発表した。そして二〇〇二年に健康増進法が制定され、自らの健康状態の「自覚」が国民の責務とされた。そして、二〇一〇年の年齢調整死亡率をみると、悪性新生物の死亡率に顕著な減少が見られた。健康日本21の輝かしい成果であるにちがいない。しかし医療費の推移を見ると、依然として高騰の傾向に変わりは見られなかった。国民の医療依存の傾向に変化がみられない。つまり「健康日本21」の推進、健康増進法の制定にもかかわらず、国民の医療依存の傾向は変わっていない。しかも二〇二五年には七十五歳以上の人口が二千万人を超える。これを受けて、二〇〇六年に高齢者医療確保法が制定され、七十五歳以上の高齢者のための医療保険制度の創設と、国民の生活習慣病の上流への挑戦を、メタボリック・シンドロームへの対応によって進めるため、特定健診・保健指導が実施されることになった。

このような革新的な形で、二十一世紀には人々の健康づくりが進められている。そのような中で、とくに大事なことは、高齢者は支えられ、ケアされるのではなく、高齢者自身が、自ら健康づくりの主役にならなければならないということである。高齢者が自ら主役となって実践する健康づくりが、保健指導や介護予防の舞台を育てなければならないということである。そしてそのような実践活動を担う手段こそ、ポールを持ったウォーキングではないかと思う。

ポールを持ったウォーキングには、次のような特徴がある。

ポールを持ったウォーキングの第一の特徴は、何よりも楽しく歩くことができるということである。子供たちは、ボールを持つと、楽しい気持ちになる。そして投げてみたくなる、蹴ってみたくなる。だから野球をしたくなる、サッカーをしたくなる。同じように、ポールを持つと、楽しい気持ちになる、そして使ってみたくなる。そのため健康づくりの運動を自発的にながく続けることができる。

第二の特徴は、ポールを持ったウォーキングではポールを持って歩くということが仲間意識をつくってくれて、仲間のみんなと一緒に健康づくりに取り組むことができることである。

第三の特徴は、ポールを持ったウォーキングではポールを持って自分らの町の通りを歩くことによって、高齢者のみなさんが、仲間と一緒に健康づくりに挑戦しているということを町の人たちにデモンストレーションすることができて、誇らしい気持ちで、健康づくりに取り組むことができることである。

そして第四の特徴は、ポールを持ったウォーキングは、ウォーカーの運動機能の向上、生活の活性化に優れた成果を有するということである。このことは、これまでの科学的な調査、研究によって、すでに詳細に報告されている。

以上のことから、ポールを持ったウォーキングは、わが国の高齢者や歩くことが難しい人たちの健康づくりの主役を担うという、大きな役を担うことができると思う。

高齢者や歩くことが難しい人たちの楽しいウォーキングの場が生まれ、全国のすべての市町村に自ら進める健康づくりの場が生まれて、人々が自ら自発的にすすめる健康づくりの実践が育って欲しいと思う。

ポールを持ったウォーキングの世界を舞台に、平均寿命世界一の高齢社会を担う、新しい健康づくりの文化の息吹きが全国に生まれて欲しい。

高齢者や歩くことが難しい人たちによるポールを持ったウォーキングが広く普及して、人々の健康づくりの舞台である保健指導や介護予防の世界が大きく育つよう、ポールを持ったウォーキングを愛するみなさんの尽力、協力、連携を求めたいと思う。

文献

著書

1 B・エイベル・スミス著、多田羅浩三・大和田建太郎共訳『英国の病院と医療―二〇〇年のあゆみ―』保健同人社、一九八一年
2 橋本正己・多田羅浩三編『老人の家庭看護訪問指導事業の手引き』日本公衆衛生協会、一九八三年
3 多田羅浩三・新床文明・朝倉新太郎・橋本正己編『市町村の保健事業―原点からのレポート―』、日本公衆衛生協会、一九八四年
4 多田羅浩三・瀬尾摂編『地域医療の拠点を創る―医師会型老人保健施設の展望』医学書院、一九八九年
5 Tatara K. *The origins and development of public health in Japan. In: Walter W. Holland, Roger Detels , George Knox eds. Oxford Textbook of Public Health Second Edition: Vol.1. Influences of public health* , Oxford: Oxford University Press, 1991;35-48.
6 多田羅浩三編『新しい地域保健サービス―到達水準とその進め方―』、ぎょうせい、一九九八
7 多田羅浩三『公衆衛生の思想―歴史からの教訓―』医学書院、一九九九年
8 多田羅浩三編『地域における保健事業の成果とその展望』日本公衆衛生協会、一九九九年
9 多田羅浩三編『健康日本21推進ガイドライン』ぎょうせい 二〇〇一年．
10 多田羅浩三『イギリスに学ぶ』二〇〇四年

11 多田羅浩三・瀧澤利行『公衆衛生』放送大学教育振興会 二〇〇五年
12 多田羅浩三・瀧澤利行『健康科学—人々の健康を支える基盤—』放送大学教育振興会 二〇〇五年
13 多田羅浩三・河原和夫・篠崎英夫『国際共生に向けた健康への挑戦』放送大学教育振興会 二〇〇八年
14 Tatara K, Okamoto E. Systems in Transition, Japan. European Observatory WHO、二〇〇九年
15 多田羅浩三『現代公衆衛生の思想的基盤』日本公衆衛生協会 二〇一一年
16 多田羅浩三『生涯を通じた医療・保健・福祉への道—一人の公衆衛生医の挑戦—』八尾市医師会創立六〇周年記念誌 二〇一三年

論文

1 多田羅浩三：医薬分業論争の史的考察（上）（下）．医学史研究 1973;41:551-556. 1974;42:596-599.
2 多田羅浩三：英国ＮＨＳ機構改革に関する史的一考察（1）～（9）．日本醫事新報 1974.
3 多田羅浩三：『ロンドン王立内科医学会』成立試論（1）～（5）．日本醫事新報 1976.
4 多田羅浩三：英国近代医療サービス体制－確立過程に関する史的考察－（1）～（5）．日本醫事新報 1978.
5 多田羅浩三：医療並びに関連サービスの将来計画に関する中間報告（いわゆるドーソン報告）１９２０全訳⑴⑵．医学史研究 1978;51:42-50. 1979;52:48-52.
6 Tatara K, Sasai Y, Ogawa S, Cho T, Asakura S, Bevan J, Warren M D. Cooperation between general practitioners and community nurses based at health centres and other types of premises in the United

Kingdom as seen through the eyes of Japanese doctors, 1979. *Public Health* 1982;96(2):79-85.
7 多田羅浩三. 医と社会―イギリス薬種商の歴史から学ぶもの―. 社会保障研究 1984;20(9):144-147.
8 Tatara K, Shinsho F, Suzuki M, Takatorige T, Nakanishi N, Kuroda K. Relationbetween use of health check ups starting in middle age and demand for inpatient care by elderly people in Japan. British Medical Journal 1991;302(6777):615-618.
9 多田羅浩三. 健康都市をめざして. 都市問題研究 1992;44(5):3-18.
10 Tatara K, Ida O, Shinsho F, Takatorige T, Nakanishi N, Kuroda K. Public health problems in an urban area in a country with long life expectancy. Journal of Epidemiology and Community Health 1993;47(5):425-426.
11 Tatara K. On putting life first. Lancet 1995;8971:327-328.
12 Tatara K. Prescribing and dispensing in Japan: conflict of interest? Clinical Medicine (Journal of the Royal College of Physicians of London) 2003;3(6):555.
13 多田羅浩三. イギリスにおける地域包括ケア体制の地平. 海外社会保障研究 2008;162:16-28.
14 多田羅浩三. 現代公衆衛生の思想的基盤、日本公衆衛生雑誌、2009;56(1):3-17.
15 多田羅浩三. 二一世紀の健康づくり：特定健診・保健指導の意義. ふれあいの輪 2015;178:7-10.

特別寄稿

新型コロナウィルス感染症対策に、保健所はいかに取り組んだか

八尾市保健所所長　髙山佳洋

はじめに

第二次世界大戦後の国力が疲弊の極致にあった混乱期に、結核、感染症は猖獗を極め、罹患率は戦前を上回り、今日のサハラ以南アフリカのレベルにまで陥っていた。しかしながら、GHQのリーダーシップの下で、保健所を拠点としたX線集団検診とBCGワクチン接種の実施が徹底され、さらには公費負担の化学療法の普及により十年以内に目覚ましい改善を達成した足跡は、世界的にも稀に見る成功例として歴史に刻まれ、今日に至るまで学ぶべきモデルとなっている。ただし、結核については、戦後の著しい感染拡大の影響が残り、先進国の中にありながら、未だ中蔓延国のレベルを脱していないため、それを克服する取り組みが継続され、新興再興感染症の疾患として、現在も重要な課題として残されている。

国民生活の改善、経済成長、抗生剤やワクチン等の近代医学の進歩と相まって、感染症対策は顕著な成果を挙げ、国民病は、脳卒中、がん等のnon communicable diseasesに移行していった。一方で、これに並行して、全地球規模では、開発による森林等の自然環境への社会生活の侵食に伴い、人畜共通感染症由来の、新しい感染症の脅威が人類を震撼させる時代が到来した。HIV、エイズ、SARS、MERS、エボラ出血熱、鳥インフルエンザの蔓延から新型インフルエンザの近い将来の出現が予測され、現在、新型コロナウィルス（以後COVID-19と略す）のパンデミックがその猛威を振るっている。

また、近代医学の成果である抗生剤の普及から濫用につながり、多種の多剤耐性菌の発生をもたらし、院内感染等により高度医療の成果を貶めている。これらの新興再興感染症への対策が、世界的な協調により強化され始めているが、わが国では感染症法、新型インフルエンザ特別措置法の法整備と共に、結核対策の骨格を基盤として保健所の重要な業務として位置づけられ取り組まれてきた。

しかしながら、二〇〇九年のH1N1インフルエンザのパンデミックに至るまで、世界に誇る国民皆保険制度と、世界的にも稀有な公衆衛生の拠点である保健所機能が、相俟って、顕著な成果をあげてきた我が国の保健所の公衆衛生の実像は、それらの成功体験の記述のみでは語りつくせるものではない。今日のCOVID-19のパンデミックが、自らの所管する地域に襲来し、地域住民が、いかなる災禍に見舞われ、地域医療の崩壊ともいわれる危機に対して、いかにして地域社会の総合力を糾合して対峙したかという奮闘の中に、わが国の保健所の公衆衛生の実像があるとの認識から、中核市の保健所である八尾市保健所のCOVID-19との闘いの二年間の足跡を振り返った。

COVID-19の世界的な感染拡大

COVID-19は、二〇一九年十二月三十一日に、中国がＷＨＯに原因不明の肺炎の発生として報告した。当初は、致死率や重症化率、ヒトからヒトへの伝播の程度の正確な実態は不明として、PHEIC（国際的に懸念される公衆衛生上の緊急事態）に該当するとの決定（一月三十日）が一時見送られたが、その後の知見の集積により、次のような性状が次々に明らかにされ、WHOから世界中への適切な情報発信が遅れたとの批判を招いた。①風邪のような軽微な症状が続き、多くはそのまま治癒するが、約二割弱の人は徐々に肺炎になり、五％程度が集中治療を必要とし、約二％が致命的になる。②主要国で、致死率は当初二～三％あり、最近になって低下傾向は顕著だが、高齢者層の致死率は依然として季節性インフルエンザを上回っている。③軽症ないし無症状の時期、発症前約二日の医療を受ける前から人に感染させることから、医療で全例を捕捉出来ず、感染は拡がりやすく世界的なパンデミックに至った。

わが国では、二〇二〇年一月十五日に日本国内で初めて武漢への渡航歴のある感染者が出現し、続いて、武漢滞在歴のない感染が発覚し、二月半ばには国内初の死者が出た。並行して、二月に横浜港に到着したクルーズ船で、乗客らの感染が判明し、四か月で、七百十二名の感染、十三名が死亡（乗客乗員約三千七百名）する大きなクラスターが発生した。

この間、世界では、中国武漢で大規模な感染が起き、中国で拡がった感染は、欧州、アメリカでも爆発的な拡大を見せ、COVID-19による死者は、瞬く間に中国から、イタリア、アメリカで最多を記録し、以後、感染は過去に例を見ない速さで世界中に拡がって行った。

COVID-19の大阪府、八尾市域における感染拡大

大阪府、八尾市域では、二〇二〇年の初めに、中国からの入国者による第一波の感染拡大と早期の収束の後、欧米からの入国者を中心とする第二波の感染が拡がり、感染経路が追えない感染者が増えていった。その後、今日に至るまで、六波にわたる感染拡大と市中感染を経験した。第一～六のそれぞれの波の原因となるウィルス株は、武漢株、欧州株、欧州由来もリンク不明の株、アルファ株、デルタ株、オミクロン株が中心であった。順を追うにつれて、感染力が倍増し、発症率、発生数が前回の波を凌駕し、地域社会に多大な負荷を与えた。

年齢階級別に特徴を見ると、第四波までは、春休み、年度末、夏休み、お盆の帰省、Go To Eat, Travelキャンペーン、年末年始等で、人流増加により若年層から感染が拡大し、高齢者施設、病院等に至りクラスター化して高齢者層に拡がり、緊急事態宣言等による人流の抑制で新規若年層の感染が縮小し鎮静化する消長が繰り返された。第五波では変異株の

感染力の増加に対して、高齢者へのワクチン接種拡大が顕著に奏功し、一部にブレークスルー感染による高齢者クラスターが発生したが、人々の感染防御の生活習慣の実践が複合的に作用して、収束をもたらしたと推定された。しかしながら、デルタ株の感染力を大きく上回るオミクロン株の感染は、ワクチン効果の減衰により、未曽有のスピードと過去最多の規模で現在、第六波として日本全国に拡大し、大阪市や八尾市域では、わが国で最も高い発生率を呈している。（2020.3.8～2022.3.31：八尾市の総陽性者数二一六〇四人。週当たり人口十万対最多陽性者率一一四六・五。死亡百五十一人）

未知の感染症への、備えと知見の圧倒的な不足との闘いから始まった。

COVID-19は、二〇二〇年一月に、感染症法（感染症の予防及び感染症の患者に対する医療に関する法律）上の指定感染症として政令で指定され、感染症法による入院等の対象となった。二〇二一年三月には、新型インフルエンザ等対策特別措置法が改正され、新型コロナウイルス感染症が新型インフルエンザ等感染症として位置づけられて、同法の適用の対象となり、政府対策本部の設置や緊急事態宣言等の同法による措置が講じられてきた。

保健所は、この法制度に基づき、二類感染症相当の全数把握と隔離・入院調整をはじめ、発生動向の把握、感染拡大防止の啓発・情報発信、医療・検査体制の確保のための調整を

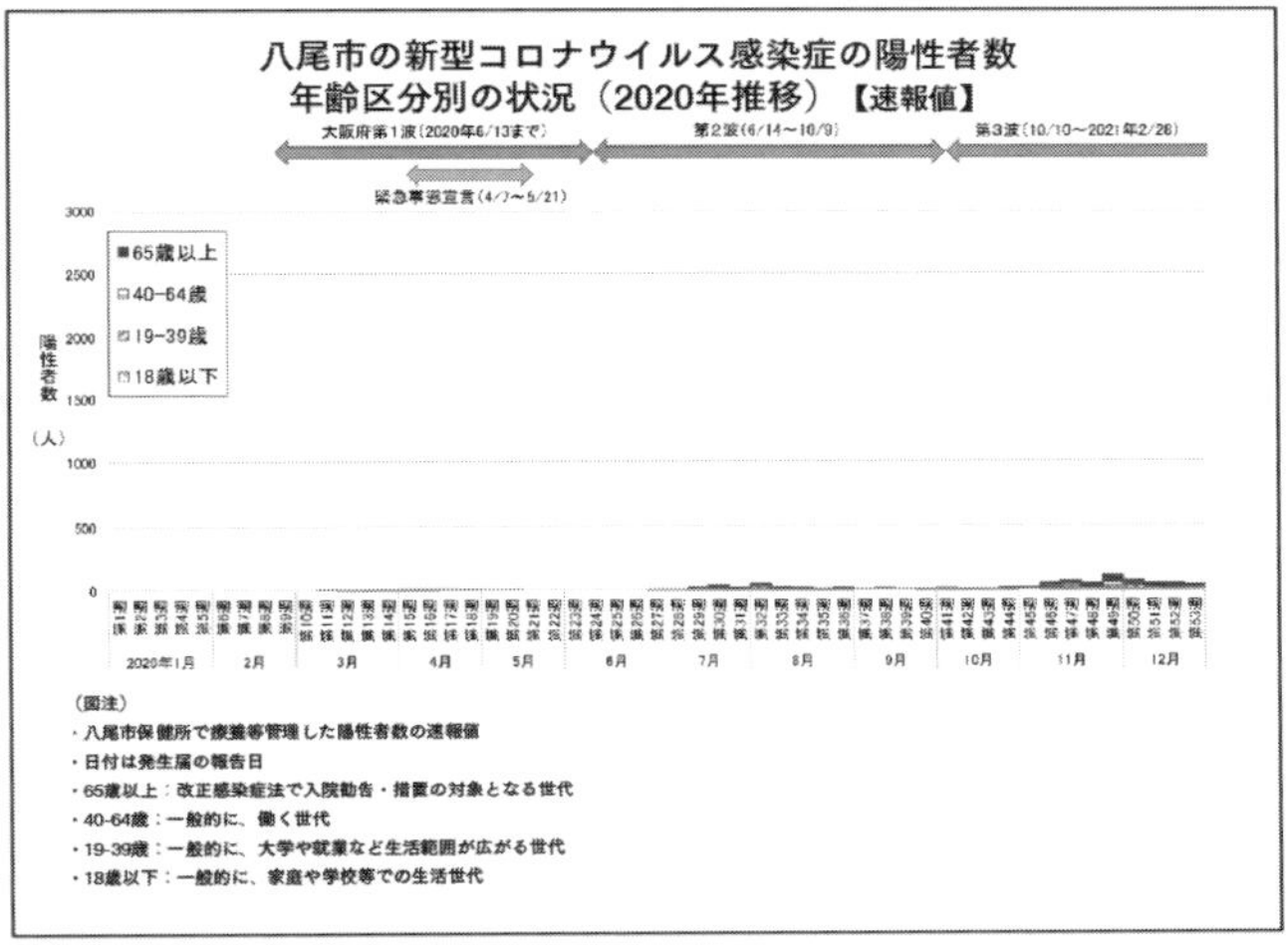
八尾市の新型コロナウイルス感染症の陽性者数
年齢区分別の状況（2020年推移）【速報値】
大阪府第1波（2020年6/13まで）
第2波（6/14～10/9）
第3波（10/10～2021年2/28）
緊急事態宣言（4/7～5/21）
65歳以上
40-64歳
19-39歳
18歳以下
陽性者数（人）
3000
2500
2000
1500
1000
500
0
2020年1月
2月
3月
4月
5月
6月
7月
8月
9月
10月
11月
12月
（図注）
・八尾市保健所で療養等管理した陽性者数の速報値
・日付は発生届の報告日
・65歳以上：改正感染症法で入院勧告・措置の対象となる世代
・40-64歳：一般的に、働く世代
・19-39歳：一般的に、大学や就業など生活範囲が広がる世代
・18歳以下：一般的に、家庭や学校等での生活世代

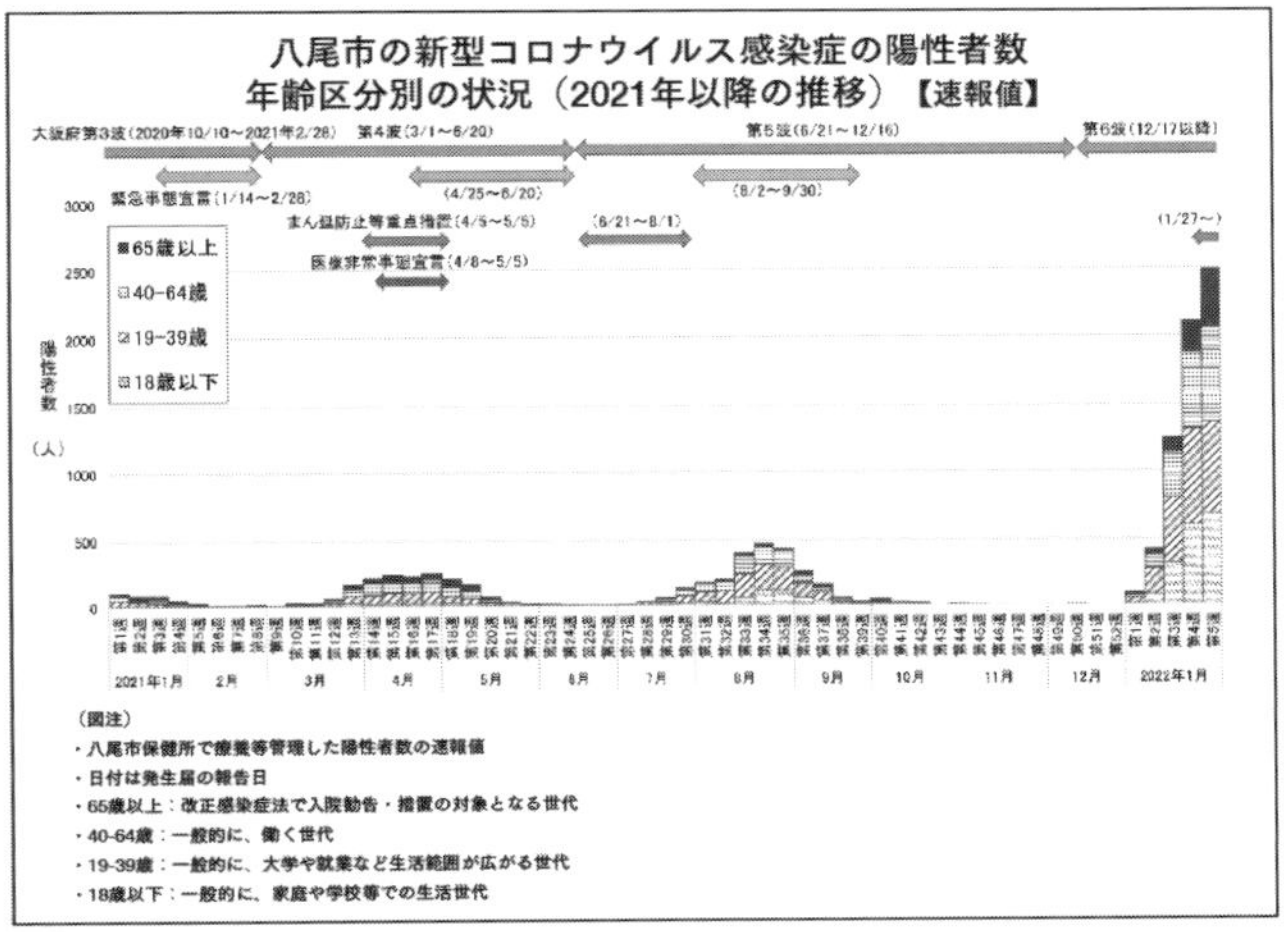
八尾市の新型コロナウイルス感染症の陽性者数
年齢区分別の状況（2021年以降の推移）【速報値】
大阪府第3波（2020年10/10～2021年2/28）
第4波（3/1～6/20）
第5波（6/21～12/16）
第6波（12/17以降）
緊急事態宣言（1/14～2/28）
（4/25～6/20）
（8/2～9/30）
まん延防止等重点措置（4/5～5/5）
（6/21～8/1）
（1/27～）
医療非常事態宣言（4/8～5/5）
65歳以上
40-64歳
19-39歳
18歳以下
陽性者数（人）
3000
2500
2000
1500
1000
500
0
2021年1月
2月
3月
4月
5月
6月
7月
8月
9月
10月
11月
12月
2022年1月
（図注）
・八尾市保健所で療養等管理した陽性者数の速報値
・日付は発生届の報告日
・65歳以上：改正感染症法で入院勧告・措置の対象となる世代
・40-64歳：一般的に、働く世代
・19-39歳：一般的に、大学や就業など生活範囲が広がる世代
・18歳以下：一般的に、家庭や学校等での生活世代

八尾市と大阪府・全国の陽性者数の比較
週あたりの人口10万人あたりの陽性者数（2020年推移）【速報値】

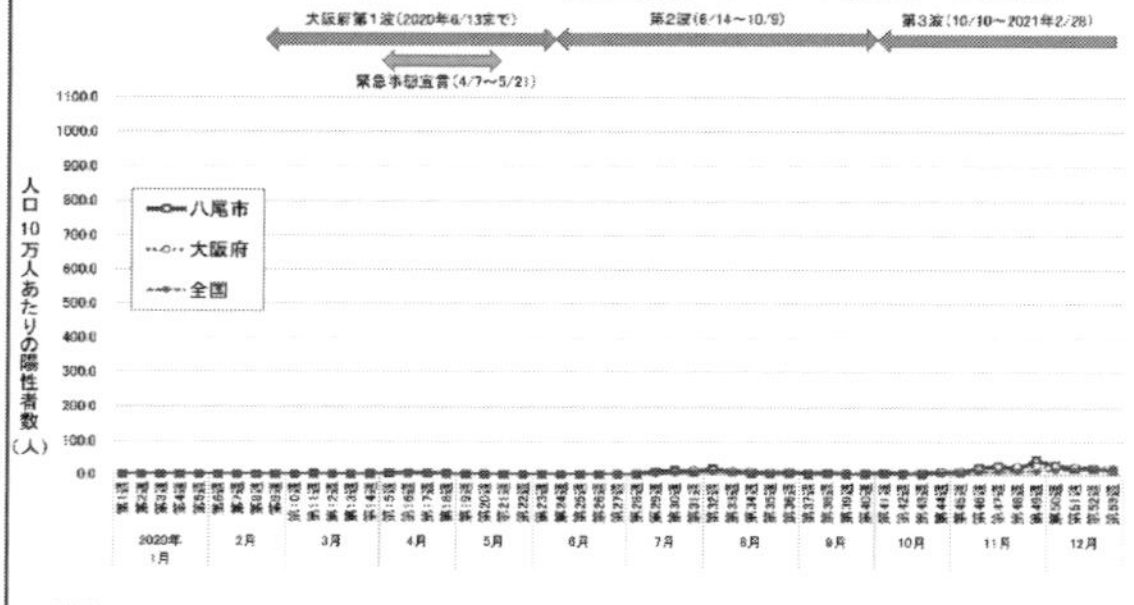

（図注）
・八尾市の人口は令和元年9月1日時点の推計人口。
・八尾市の陽性者数は八尾市保健所で療養等管理した陽性者数の速報値。
・大阪府・全国の人口は令和元年10月1日時点の推計人口（総務省統計局）。
・大阪府・全国の陽性者数は大阪府・厚生労働省ホームページに基づく（前日届出された新規陽性者の状況）。

八尾市と大阪府・全国の陽性者数の比較
週あたりの人口10万人あたりの陽性者数（2021年以降の推移）【速報値】

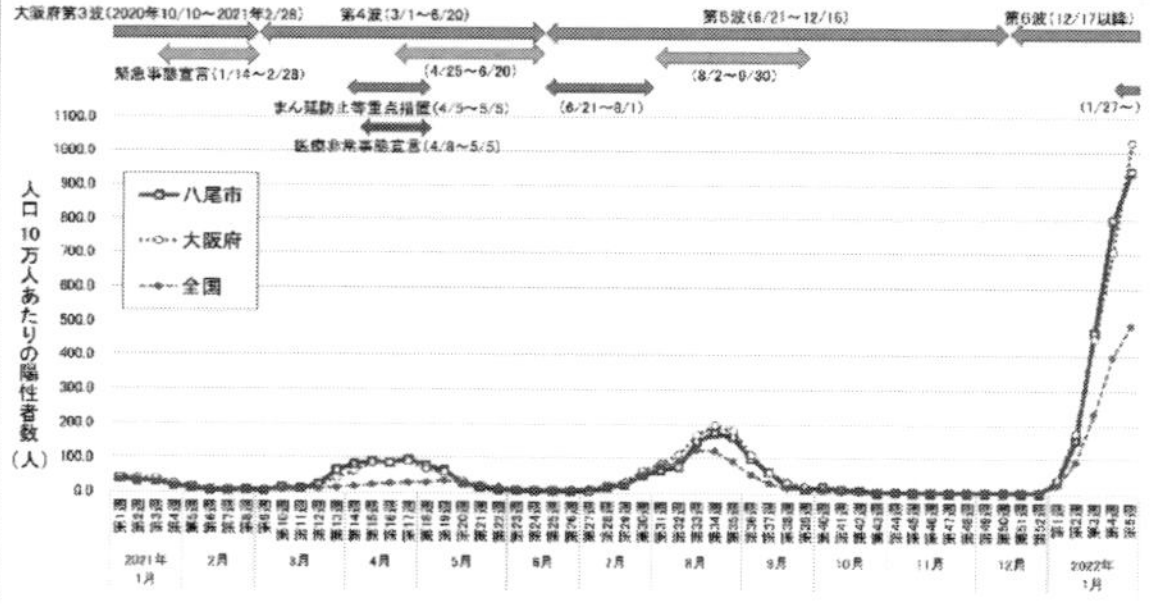

（図注）
・八尾市の人口は令和元年9月1日時点の推計人口。
・八尾市の陽性者数は八尾市保健所で療養等管理した陽性者数の速報値。
・大阪府・全国の人口は令和元年10月1日時点の推計人口（総務省統計局）。
・大阪府・全国の陽性者数は大阪府・厚生労働省ホームページに基づく（前日届出された新規陽性者の状況）。

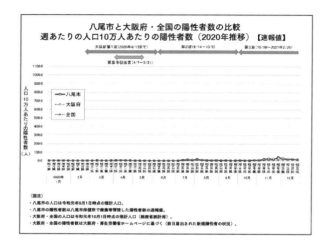

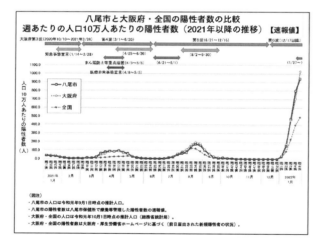

進めると共に、患者対応として①積極的疫学調査、②感染・検査・医療相談、③検査受診調整（濃厚接触者検査、幅広検査、集中検査等）、④入院調整、宿泊療養調整（就業制限、入院勧告、患者移送調整、公費負担等手続き）、濃厚接触者の健康観察、肺炎重症化予防のための外来受診、入院医療調整等多岐にわたる役割を担うこととなった。

医療・検査体制の確保のための調整

八尾市域においては、第一波では、COVID-19の診療・検査をはじめ入院治療を引き受ける医療機関が極めて少ない中から対策を構築していかねばならならなかった。専門医療機関ですら、感染防御の個人防護具が全く不足し、肺炎への有効な治療法が内外の知見により手探りで試行され、ＰＣＲ検査の検体採取や、処理能力も限られていた。また、急性期病院でも、経営上、手薄な看護体制をとっている病院が一般的であり、個人防護具の着脱を伴う感染症専門医療を担えない人員上の制約と、陰圧室の常備がなされていないというソフト、ハードの課題があり、入院医療を受け入れる病床の拡大や、診療・検査医療機関の拡大には相当の時間を要したが、必要量の確保には至らなかった。

このため、感染を疑う症状や検査、診療拒否でどこに受診すればいいかという電話相談が保健所に殺到し、後にコールセンター設置で回避されるまで続いた。ＰＣＲ検査も必要に迫られて、臨時に駐車場などで実施が試みられた。

積極的疫学調査

診断された全ての患者について、医師から発生届が保健所に提出され、結核対策に倣って国立感染症研究所の要領に基づく、積極的疫学調査が、第五波の市中感染期までは全例に実施された。感染源の把握のために、発症前二週間にわたる詳細な行動歴の調査と、発症前二日から発症後の感染可能期間における飛沫・接触感染の機会のあった者を把握し、濃厚接触者を決定する聞き取り調査は、習熟しても一人一時間以上の時間を要した。積極的疫学調査は、感染拡大の初期には、感染源や感染経路の発見に繋がり、ライブハウス由来のクラスターで、全国から来たコンサートの参加者から各地に感染が拡大するのを最小限に止め、変異株の出現早期からのリンクが追跡され、感染拡大防止に効果をあげた。また、接触感染例の把握や報告もあり、高頻度接触面等の生活環境の消毒や換気の方法などについても指導助言が行われた。しかしながら、第三波以降は行動歴や接触者を隠す人が増え、聞き取り調査も困難度が増し、感染拡大防止効果が低下する市中感染期になっても、疫学調査の縮小は政治的には対策の後退とされることを嫌い、第五波に至るまで全数調査が繰り返された。このことが、従事スタッフの多大な疲弊を招くと共に、ハイリスク者への早期調査やコンタクトと指導に大きな支障をきたしたために、遅れて高齢者、ハイリスク者のみに重点化する現場の裁量が容認され、現在に至っている。さらに、国、都道府県等で速やかに感染者の把握、分析に供すると共に、各種行政手続きに欠かせない発生届は、新型コロナウイルス感染者等情報把握・管理支援システム(HER-SYS)と呼ぶ電磁的方法による入力が求められ、第六波の感染極期には、多忙な医療現場からの大量に提出される紙媒体の発生届を代行入力する膨大な業務も保健所に課せられた。

検査受診調整（濃厚接触者検査、幅広検査、集中検査）

濃厚接触者にはＰＣＲ検査を実施し、二次感染の早期発見と隔離を徹底することが求められたが、当初ＰＣＲ検査等の検査体制が不十分であることから、発見が遅れて感染拡大につながったとの指摘がある。第三波からは、診療・検査医療機関も増加し、有症状時の検査は進展した。その後の感染拡大による市中感染期には、検査能力の容量オーバーを防ぐために、無症状者の不安に応える検査の多くは取り止められた。高齢者施設等のクラスター発生時には、ＰＣＲ検査を幅広に実施し、感染者を一斉に把握し、感染拡大の原因や経路を明らかにすると共に、収束を確認できるまで、関係する職員と利用者全員のフォローアップ検査が繰り返された。

医療機関に比して、高齢者施設等の職員の感染防御の練度が低く、個人防護具の誤った使用が、利用者への感染拡大を招き、さらに介護職員に感染する悪循環で、多数の感染者が次々に把握されるクラスターが第六波まで頻発した。第三波では、大阪府内でも最大級の陽性者九十人を超える高齢者施設クラスターを経験した。高齢者のクラスターは重症化率、致死率が高いため、その発生防止のためのワクチン接種が重要であることは、第五波の大きな予防効果で認識されたが、第六波では減弱したワクチンの効果を補うブースター接種が出遅れ、極めて多くのクラスターが発生している。保育所、学校、職場での若年者の軽症者クラスターの多発も見られているが、保健所はハイリスクの陽性者及び高齢者施設等のクラスター対応に追われるため、保育所、学校、職場での主なクラスター対策は、各自の自律的な予防対策の取り組みを求める情報提供に置換され、社会機能維持とのバランスを考慮して、陽性者、濃厚接触者以外に過大な休園、休校、休職を求めなくなっている。

入院調整、宿泊療養調整（就業制限、入院勧告、患者移送調整、公費負担等手続き）、濃厚接触者の健康観察、肺炎重症化予防のための医療調整

陽性者は症状に応じて、入院・宿泊療養・自宅療養を保健所長が判断し、入院先の調整や患者の移送も地域によっては、保健所が担った（後に、入院調整は、府の入院フォローアップセンターで一元化した調整が実施されるまで、搬送は、救急隊が引き受けるまで担っていた）。入院や宿泊療養施設の確保の遅れにより、多くのハイリスク陽性者が、自宅療養を余儀なくされ、医療逼迫時には、酸素飽和度低下の急変患者の対応に、緊張を強いられる状況下で、終夜にわたる健康観察も保健所スタッフに委ねられた。受診や検査を断わらない有志の医療機関の支援で、かろうじて支えられたが、精神科病院や産科、透析、慢性期病院への指導や対応は困難を極めた。この状況は入院や宿泊療養施設の確保の遅れが顕著になる度に繰り返された。特に第四波では、重症病床が満床となり、軽症中等症の病床に重症者が溢れ、一般医療を制限してCOVID-19患者を受け入れざるを得ない「医療崩壊の危機」に瀕し、自宅療養者が急増（大阪府では最大一万五百三十一人、八尾市では約四百人）した時期に、最も厳しい負荷をもたらした。この反省に立って、第五波では高齢者層へのワクチン接種推進と早い病床確保がすすめられたことが奏功し、ハイリスクの自宅療養者の増加は抑制された。しかし、第六波では想定をはるかに超える、急速かつ未曽有の感染拡大により、ハイリスク患者の入院が再び停滞し、「医療崩壊の危機」がより深刻化して再来している。

感染拡大の実像

感染拡大のパターンは、潜伏する見えない感染源から発して、無症状、軽症者の多い若

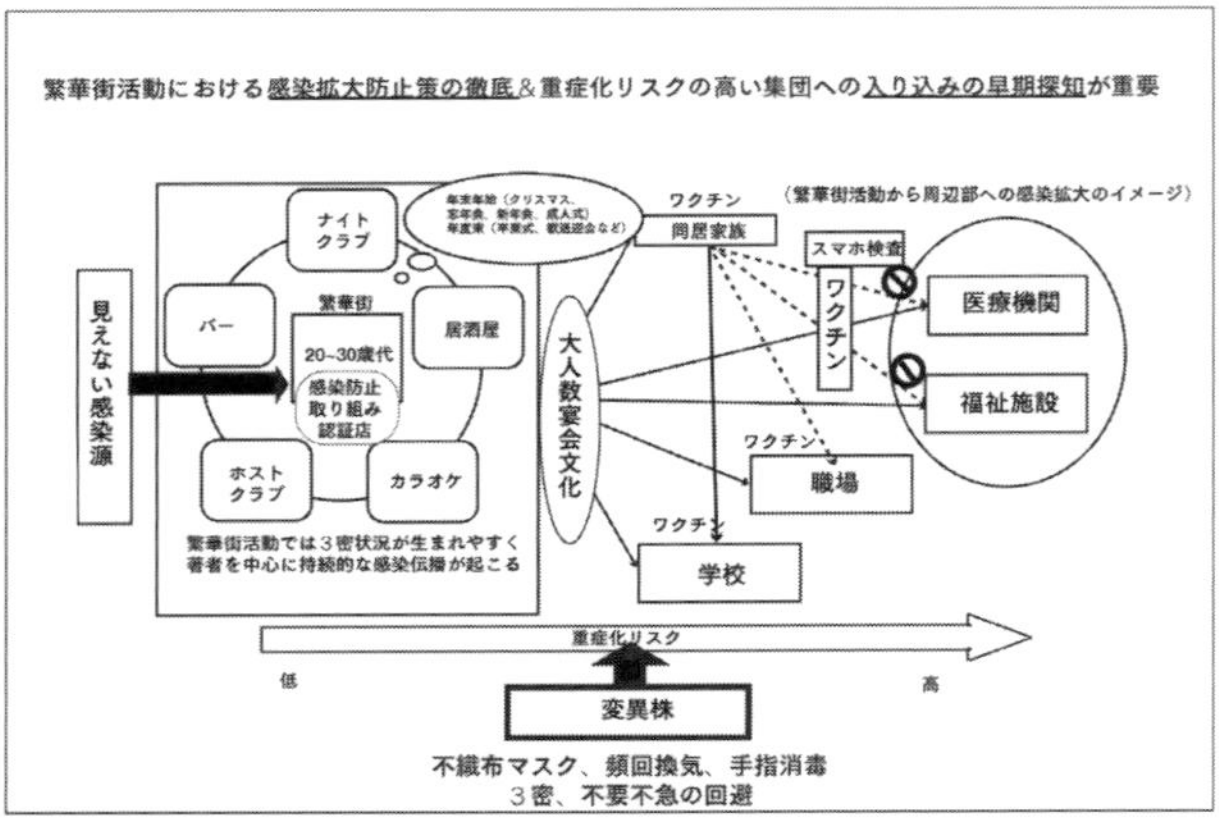

地方独立行政法人大阪健康安全基盤研究所作成の図を執筆者が一部改変

年層から夜の街、会食、宴会でクラスター化し、家族、職場、学校に至り、最も重症者や致死例の発症につながる医療機関、福祉施設のクラスターに到達した後は、さらに感染拡大につながる接触機会が施設内に留まるため収束に至る経過を辿るのが一般的である。

夜の街や活動の活発な若年層の、会食の場面だけではなく、中高年のカラオケや、警察や消防などの職場での仮眠室での集団感染など、飛沫・接触感染が推定可能な様々な事例があったが、一方で、多くの知見の集積から、密閉、密接、密集の「三密」場面における飛沫、接触感染、換気によるマイクロエアロゾル感染への防御、ワクチンの効果といった予防のための生活様式の定着も進み、抗体療法等の治療法の進歩も含めた要因が複合して、第5

波でデルタ株の収束を達成した成果は、世界的にも大きく注目された。

しかしながら、この成功体験が油断を招き、ワクチンの効果の低下を補うブースター接種の進捗が遅れ、多くは軽症にとどまるが、感染力が従来株の何倍にも達するオミクロン株の未曽有の規模とスピードの感染拡大は、現在、わが国全体に過去最大の患者数と死亡者数をもたらす災禍を招いている。

厳しい第六波オミクロン株対策の現状

現在進行しているオミクロン株の対策は、膨大な、事務処理の山（HER-SYSの代行入力、就業制限の解除通知、療養証明の発行、療養中の食事の手配）と、遅れから生じるクレーム（保健所の責任ではないが、第一線機関として受けざるを得ない）対応の嵐の中で、迅速に初期対応とハイリスク者のトリアージを実施するファーストコンタクトですら時間を要している。市役所全部局から幹部、一般職総動員の応援を得ても、国のHER-SYSサーバーが容量オーバーで一日近くフリーズする状況も加わった時期は、業務が大きく停滞し、ハイリスク者は、翌日までに抽出して対応しながらも、低リスク軽症者への初期対応に、最大一週間の遅れが生じた。それが、また膨大なクレームを生んでいる。

外部人材やIHEAT支援も最大限集めた上でも専門職は不足し、市役所他部局の保健師や保健所内保健師以外の専門職を総動員しても、市中感染により、陽性、濃厚接触、子どもの休園、休校により、スタッフの常時欠損が発生するため、疫学調査は、ハイリスク者、クラスター施設ですら、大づかみで処理せざるを得ない状況が続いている。

複数例以上の陽性者の出ている高齢者施設等やクラスター発生も対応職員の容量をはるかに超えるオーバーフロー状態が続いている。

さらに、重症呼吸不全の救急要請が救急外来や時間外の急変として、夜分遅くから頻発し、その緊急対応が終夜にわたることもしばしばである。入院待機が長期にわたる中で、施設での酸素投与や医師の緊急往診を依頼して、急場しのぎをしながら関連病院に受け入れを打診を続けるという公衆衛生専門職にとっては、経験したことの無い救急医療判断と調整が強いられ、不全感でフラストレーション、疲労感が溜まるばかりで、心身を病む職員が出ている。

これらの緊急事態に対応するため、重症例、死亡例の極小化を最優先目標にして、軽症者や若年低リスク者対応の遅れは覚悟の上で、早くから業務は、高齢者、ハイリスク者に重点化し、二類感染症の全数への対応は中止している。入院が停滞する間の、施設への往診の協力を、繰り返し地区医師会に依頼し、クラスター発生でスタッフも大きく欠ける施設側の厳しい状況から、往診医が確保できてもスタッフが二の足を踏み、服薬治療、抗体療法の実施よりも早急な入院が要望されることも再三あった。結果として、適応がありながら、早期治療が適切になされないことが多く発生した。

この様な状況下にあり、死亡率はまだ抑えられているが、防ぐことのできる死亡者が増加しつつある。厳しい状況が改善されなければ、感染症対策の基盤となる保健所も機能維持に危機が生じることが強く危惧される事態に陥っている。

保健所は、保健・医療・福祉の行政、法制度、社会資源、地域住民の安全、安心の確保、健康保持および増進の実情につぶさに向き合い、実態を把握できる稀有な行政機関である。所管地域の現状と課題について質量共に鳥瞰できるとともに、社会の危機や病理も早期に察知し得る特質を持つが、この特質から見える課題を結びに整理したい。

保健所現場から見える残された課題

今回の対策において、国はCOVID-19を特措法の対象とするべく法改正を行い、新型インフルエンザ等対策政府行動計画とそのガイドラインの根幹とも言える「感染拡大の段階の進行につれ、必要な対策が変化していくこと」を踏まえた対策が、法制度的には謳われている。「新型インフルエンザ等の患者の接触歴が疫学調査で追えなくなった状態」を国内感染期または地域感染期と定義付け、「全数把握の中止」、「患者の濃厚接触者を特定しての措置（外出自粛要請、健康観察等）の中止」が実行され、「帰国者・接触者外来、帰国者・接触者相談センター及び感染症法に基づく患者の入院措置の中止、一般の医療機関において新型インフルエンザ等の患者の診療を行う」ことが要請され、「入院治療は重症患者を対象とし、それ以外の患者に対しては在宅での療養を要請する」、「在宅で療養する患者への支援（見回り、食事の提供、医療機関への移送）等の対応の強化」が示されている。

全数調査に基づき入院・隔離を進める感染拡大防止策が基本ではあるが、感染拡大が著しくなれば、法の規定により全数の疫学調査に重点をおくのでは無く、全数把握で得られる発生率を指標に市中感染期を国が明確に規定し、高蔓延地域毎に重症化予防、防げる死亡の防止にコロナ対策の転換を図れば、保健所の平時からの感染症予防の公衆衛生機能、地域社会への啓発機能、地域医療確保の調整機能が合理的に活用できるはずである。

オミクロン株の感染拡大は、未だ猛威を振るっているが、無症状・軽症陽性者や濃厚接触者の生活自粛要請は、今や人権侵害レベルに至っているとの指摘がある。社会機能の維持を図るため、社会防衛のための二類相当の感染症対応は、陽性者の全数把握（HER-SYSの全数入力）と、全ての陽性者への私権制限は、補償を求める療養証明書の膨大な発行事務の負荷を保健所にかけ、HER-SYS入力の遅れや漏れを生み、データ分析に使えないデータベースが積み上げられている。疫学調査もクラスターと入院を要する高齢者やハイリスク者に限定という実質的に骨抜き状態に至り、五類への転換が課題となっている。

国民皆保険制度下で民に大きく依存している地域医療や救急医療は、本来、個人の命と健康を防衛する責務を担っている社会資源である。これに対して、社会防衛的な感染症医療への協力とパンデミック時に総動員を要請するには、看護体制や感染防御の施設整備等の人的、財政的支援と共に、公的な補償の担保について議論が必要である。一方で、公立、公的医療機関、大学病院の感染症医療への危機管理的対応は、ソフト、ハードの支援策と一体で、義務化について検討が必要である。クラスターの多発に苦しんだ、介護保険制度下にある高齢介護施設や福祉施設の平時からの感染症対応強化に、研修と経済的な支援が必要である。

集約化された大規模な保健所で、感染急拡大期になると、疫学調査や個人の健康指導が容量オーバーとなることが繰り返され、全数把握の発生届の大量の入力漏れ事故も発生した。健康危機管理に臨機応変に対応する上で、保健所の規模の適正化も検証される必要性がある。自治体の首長や議会と情報共有し、人的支援、財政的支援と連携した迅速な対策は、中核市レベルで展開しやすかったとの研究報告がある。一方で、医療崩壊の危機に際して、感染拡大の極期に至れば、業務の重点化やトリアージが避けられず、その開始の判断が個々の保健所長に委ねられたが、国や府知事の責任による社会防衛のための政治決断と公表が繰り返し現場から求められたが、対策の後退の印象を与える怖れから、応じられなかった。

「人々の防衛」と「社会防衛」

百年に一度の人類史に残るパンデミックを経験して、わが国の社会防衛の法制度や地方自治体における保健所という公衆衛生の拠点の課題が改めて認識された。保健所の公衆衛生に、「社会防衛」を責務とする国家のブランチとしての役割が必然として要請されてきた事実は重い。しかし、COVID-19の対策では、かってないほど、最新の内外の医学的知見に基づき、人々の命と健康を衛る「人々の防衛」こそが、地方自治体の保健所の役割として、地域社会や医療現場から必須のものとして要請された。

COVID-19のパンデミック対策では、国の責務である「社会防衛」として、ワクチン接種、全数把握による隔離、人流抑制のための社会活動制限等の実行等の業務が、適切に決断され実行の指示がなされなかったために、ワクチン接種の遅れの責め、軽症者も含めた全数管理のための発生届の入力や、私権の制限の証明書発行等の「社会防衛」マターに、保健所は振り回された。その結果、「人々の防衛」に著しい支障が生じた。

地方自治体の担う公衆衛生の役割は、「社会防衛」ではなく、むしろ「人々の防衛」であり、

「人々の防衛」は、医学の役割、担うのは地方自治体の保健所の医師や保健師であり、「社会防衛」は、国家の役割、その方法はワクチン接種、全数把握による隔離、人流抑制のための社会活動制限等の実行であると認識された。さすれば、医学の役割を担う保健所長は、医師でなければならないことは自明であり、かつて、医師確保が困難になり、保健所長は医師でなければならないとの規定をなくすべきとの議論はもはや成り立たないと誰もが了解されるだろう。

保健所は歴史と伝統に培われた熟度の高い内容や機能を備える「人々の防衛」のポテンシャルを有することが明らかにされたが、国の責務であるワクチン接種等の「社会防衛」と重層的に展開されてはじめて、大きな医学の役割を発揮するはずである。

大規模災害と共に、COVID-19と同様な新しい危険な感染症の襲来は、今後も繰り返すと予測されている。それに対し、わが国が誇る保健所の公衆衛生の知恵と実践が積み重ねられ、地域住民の感染予防の新しい生活様式の定着が進み、地域の社会機能や経済が守られ、新しい地方自治体の役割が成熟することを祈念し、COVID-19との苦闘の疲弊から蘇える保健所の公衆衛生である「人々の防衛」にエールを送りたいと思う。

あとがき

人々の健康状態は、それぞれ個々の人間に固有な状態にあるのであり、平均寿命世界一の社会は、世界一多様な健康状態の人たちを包摂する社会である。

細胞病理学が明らかにしたように病気になるのは細胞だとしても、人間をはなれ、病気の実態を追求するだけの医学では対応することができない状況が存在しているはずである。そこでは健康から不健康まで、多様な症状を有する、まさに「病気になっている人間」がいるという理解が必要になっているのではないだろうか。

また疾病の原因についても、細菌学の興隆が人間の健康破壊の原因が、証明可能なただひとつの原因によるという認識方法を人類の中にひろく広めることになったと思われる。しかし、今日の疾病は、生活習慣病という言葉が使われているように多数の要因を包摂する、いわば瘴気、ミアズマにも似た生活環境の中で生まれるという理解もまた必要になっているのではないだろうか。

そして西洋医学の診断学は、症状の中に、疾病を発見するというところに立場があり、強さがあるが、結果として症状が存在しなければ診断ができないという決定的な限界を有している。この点、わが国の死亡の六割をも占める生活習慣病は、症状が現われてからでは手遅れという特徴を有しているのであり、現代の診断学は、生活習慣病に対しては決定的な限界に直面していることが明らかである。

偉大な実績を積んできた現代の医学の歩みに対し、最大限の敬意を表し感謝したいと思う。

医学が歩みを刻んできた、その成果が平均寿命世界一という社会を生んだ。そうだとすれば、健康状態の多様性という課題に対して、今日、長い歴史の視野の中で、人々の健康を守るために刻んで来た医学の基盤について、個々の人間が「自分の健康を自分で守る」という観点から、改めてその役割、特徴を学ぶことが、厳しく求められていると思う。

その意味で、とくに現場で医療や看護の部門で仕事をする若い人たちに、医学の体制が立派であればあるほど、制度が立派であればあるほど、温故知新の言葉を思い、「人類の絶えない共通の経験から年々、深まってきた、個人的な自己制御という知恵」を人々が身につけ、「自分の健康は自分で守る」ことが不可欠になっていることの意味を認識して欲しい、そして社会をリードして欲しい。そういう気持ちから、本書は執筆させていただいたものである。そのことを申し上げて、本書のあとがきに代えさせていただきたいと思う。

多田羅　浩三（たたら・こうぞう）

公衆衛生、大阪大学名誉教授

［主な編著書］

- Tatara K. *The origins and development of public health in Japan. In. Detels R, Holland W, eds. Oxford Textbook of Public Health, Third Edition. The Scope of Public Health*, Oxford University Press, 1997;1:55-72.
- 多田羅浩三. 公衆衛生の思想｜歴史からの教訓｜, 東京：医学書院, 1999;1-284.
- 多田羅浩三編著、健康日本21推進ガイドライン、ぎょうせい、2001年
- 多田羅浩三・瀧澤利行. 公衆衛生-その歴史と現状｜, 東京：放送大学教育振興会, 2009;1-284.
- Tatara K, Okamoto E. Health Systems in Transition, Japan, European Observatory WHO, 2009;1-164.
- 多田羅浩三, 高鳥毛敏雄. 健康科学の史的展開, 東京：放送大学教育振興会, 2010;1-288.
- 多田羅浩三. 現代公衆衛生の思想的基盤, 東京：日本公衆衛生協会, 2011;1-101.
- 多田羅浩三. 医学の歴史｜歩みを担った人たち、そして体制｜、東京：左右社, 2017;1－333.

［略歴］

1941年……………… 香川県生まれ
1966年……………… 大阪大学医学部卒業
1976年……………… 大阪大学 助手 医学部（公衆衛生学）
1979年……………… イギリス・ケント大学保健サービス研究所 客員研究員
1981年……………… 大阪大学 助教授
1987年……………… 大阪大学 教授
1999年～2005年… 日本公衆衛生学会理事長
2004年……………… 放送大学教授／大阪大学名誉教授
2010年……………… 財団法人日本公衆衛生協会 理事長
2011年……………… 財団法人日本公衆衛生協会　会長
2012年……………… 一般財団法人日本公衆衛生協会 会長

増補改訂版
医学の歴史
歩みを担った人たち、そして体制

発行日　2022年4月30日　第一刷発行

著　者　多田羅浩三

寄　稿　髙山佳洋

装　幀　鈴木美里（キトミズデザイン）

発行者　小柳学

発行所　株式会社　左右社
〒151-0051東京都渋谷区千駄ヶ谷3-55-12ヴィラパルテノンB1
TEL 03-5786-6030　FAX 03-5786-6032
http://www.sayusha.com

印刷・製本　音羽印刷株式会社

 ISBN 978-4-86528-082-1